山东省精品课程教材

供临床、预防、口腔、影像、检验、护理、药学等专业使用

医学机能实验学

夏蕴秋　主编

中国海洋大学出版社

·青岛·

图书在版编目(CIP)数据

医学机能实验学 / 夏蕴秋主编. —青岛:中国海洋大学出版社,2019.5
ISBN 978-7-5670-2234-8

Ⅰ.①医…　Ⅱ.①夏…　Ⅲ.①实验医学—高等学校—教材　Ⅳ.①R-33

中国版本图书馆 CIP 数据核字(2019)第 096856 号

出版发行	中国海洋大学出版社
社　　址	青岛市香港东路 23 号　　　邮政编码　266071
网　　址	http://pub.ouc.edu.cn
出 版 人	杨立敏
责任编辑	姜佳君
电　　话	0532-85901984
电子信箱	j.jiajun@outlook.com
订购电话	0532-82032573(传真)
印　　制	青岛海大印务有限公司
版　　次	2019 年 5 月第 1 版
印　　次	2019 年 5 月第 1 次印刷
成品尺寸	210 mm×285 mm
印　　张	7.75
字　　数	152 千
印　　数	1~3500
定　　价	29.80 元

如发现印装质量问题,请致电 0532-82031696,由印刷厂负责调换。

《医学机能实验学》编委会

主编　夏蕴秋

主审　陈雪红

编委　（按姓氏笔画排序）

　　　仲伟珍　　陈雪红　　周颖斌

　　　夏蕴秋　　郭沈波　　韩彦弢

前　言

在传统医学教学模式中，虽然生理学、病理生理学和药理学三学科的理论教学内容紧密相关，实验教学使用的方法和仪器也有许多相同之处，但学科界限明显，各自开设实验课程，实验内容重复，难以满足承先启后的教学要求，不利于学生综合运用三学科理论知识分析问题和解决问题能力的进一步提高。

青岛大学于 2006 年将生理学、病理生理学和药理学实验室合并为机能学实验中心，实行实验教学资源的共享及合理配置，并于 2008 年开设独立的实验课程——医学机能实验学，该课程于 2010 年被评为山东省精品课程。课程组一直致力于尝试对传统的医学实验教学模式进行改革并且取得了一定经验。本书是在我校多年使用并不断更新的自编实验教学讲义的基础上，总结医学机能实验学开设 10 年来的经验，以现行实验大纲为依据编撰而成的，尝试改进部分实验教学内容和实验教学方法，减少单纯验证性实验，按人体系统设置综合性实验，可以在一项实验中观察实验动物的生理学现象、病理生理学改变和药物的治疗作用。此外，书中还设置了设计性实验、计算机模拟实验、形态和机能结合实验，强调实验动物保护的"3R"原则，在增强学生动手操作能力的基础上，培养创新能力，提高综合素质。

本书的出版，凝聚了我校生理学、病理生理学和药理学几代教师多年教学科研的经验与智慧、心血和汗水。在此，对参与本书编写和审校的各位老师表示衷心的感谢！也向本书的编审和出版人员表示感谢，你们以精益求精的态度和科学严谨的工作为本书的出版做出了特殊贡献。由于编者的水平有限，书中不妥之处难免，恳请读者多多提出宝贵意见。

编　者

2019 年 1 月

目 录

第一章　绪　论

第一节　医学机能实验学概述

　　培养高素质专业人才是我国在 21 世纪提高经济竞争力、科技竞争力和综合国力的关键。传统的以传授书本知识为主要目的的医学教学模式已经不能适应现代医学教育发展的需求,培养创造型人才成为我们目前和未来教学工作中努力追求的目标。医学机能实验学是近 10 年来随着基础医学教学改革逐步建立起来的。它继承和发展了生理学、病理生理学和药理学实验课程的核心内容,更加强调学科间的交叉融合,加大综合型实验和设计型实验在整个课程中所占比例,以期提高学生的创新意识、综合分析问题和动手解决问题的能力,培养学生的创造精神。目前,医学机能实验学已形成较为完整的课程体系,在教学内容、教学手段和培养目标等方面具有一定的特色,成为一门重要的基础医学课程。

　　本书中,医学机能实验学将实验教学分为两个阶段进行:

　　第一阶段:机能实验基本理论知识、基本技能训练与经典实验阶段。学习有关实验动物学的基础理论知识,机能实验常用仪器的结构和使用常识,训练动物的捉拿、固定、编号、麻醉、常用手术方法和生命信息检测及记录方法,掌握经典动物模型制备和规范化的基本操作与实验技能。

　　第二阶段:综合性与设计性实验阶段。本阶段进行比较复杂的、多实验项目的综合性实验和设计性实验,进一步强化实验操作技能,熟悉机能实验方法,培养学生观察记录实验结果及整理实验数据的能力,重点是对实验结果进行科学分析与推理,得出科学的实验结论。在这一实验阶段中,我们列出一些思考题和病例,供学生讨论和回答,要求举一反三提出新的问题,并综合分析解决。

　　通过医学机能实验学的学习,学生系统了解生命活动的正常生理、疾病发生发展和药物防治的基本规律及特征,逐渐形成从动物到人体、从宏观至微观、从形态至机能、从简单至综合、从基础至临床、从模拟到实战的纵横相互联系的思维方式。医学机能实验学培养学生的创新精神及客观地对事物进行观察、比较、分析、综合和解决问题的能力,为学生进入临床学习奠定基础。

第二节　实验结果的观察、记录及处理

一、实验结果的观察与记录

　　实验结果包括实验过程中观察到的现象、记录曲线、数据等,这些结果一般叫原始资料。原始资料可分为两大类:一类是计量资料,另一类为计数资料。实验者务必分清这两

类资料。凡属测量性质的结果,如高低、长短、快慢、多少等,以正确的单位和数值定量,并把测量数据列成表格。

实验结果必须真实可靠,对实验条件、实验结果以及出现的异常现象等进行忠实详尽的记录。原始资料必须进行处理分析,才能揭示其变化规律。

(1)数量的变化。凡属曲线记录的实验,应对曲线进行整理,去伪存真,在图上标注说明。实验处理要有处理标记,电刺激要记录刺激参数,包括刺激方式、强度、波宽、频率、刺激持续时间等。

(2)时程的变化。有些实验结果主要表现在发生反应的时间,如处理引起反应的潜伏期、药物作用的半衰期、最大效能时间等。对此,在实验记录上应标记实验开始、反应开始、反应最高/强、反应恢复各时相点及其单位时间。若实验记录为多项指标,应观察相关指标在实验处理作用下变化的先后、强弱,便于分析不同指标变化的相互关系。

(3)结果的性质。有许多实验结果的外观很相似,必须判定结果的性质与真伪。例如,记录神经干动作电位时,应区别是动作电位还是刺激伪迹,是场电位还是单位放电。

(4)部位的分析。不同的部位可以产生类似的结果,但其意义却不同,如果不加区别就会导致结论错误。例如,在家兔的减压神经和膈神经都能记录到周期性的电变化,但前者与血压有关,后者与呼吸有关。

二、实验结果的表示方法

(1)实验结果可以直接用实验记录加上标注来表示。实验记录通常是以实验项目的变化为纵坐标,以时间为横坐标,描绘出记录曲线,这种表示较直观,如肌肉收缩曲线、动脉血压变化曲线等。

(2)非连续性的实验结果常用三线表格形式来表示。制表时,一般将实验处理项目放在表格左侧,由上而下排列;观察指标按时间顺序或主次顺序,从左到右排列。

(3)每项处理引起的指标变化(图、数据)必须有对照。

(4)一些较复杂的实验结果必须进行统计学的分析,然后以统计图、表的方式来展现。

第三节 实验报告的写作要求

实验结果主要以科学研究论文的形式表述出来,所以实验课要求学生一定要学习撰写实验报告,掌握实验报告及研究报告的格式要求和撰写实验结果和讨论的思维方法。这是机能实验课的重要组成部分。学生必须高度重视,并为之付出相应的时间和精力。

一、格式

医学机能实验学实验报告

学生姓名_____ 专业、班级_____ 任课教师_____ 实验日期_____

实验题目

实验原理

实验目的

材料与方法

实验结果

讨论

结论

二、书写要求

(1)完整填写实验报告有关项目,字迹规整,文字精练。

(2)摘要包括目的、方法、结果、结论 4 个部分,文字力求简明扼要。

(3)材料与方法包括实验用动物(或标本),实验用主要器材、仪器、药品,实验处理、记录方法和观察指标等。

(4)详细、真实记录实验结果。

(5)撰写实验讨论的过程是从感性认识到理性认识的升华过程。实验讨论又是以实验结果为依据的科学的推理分析过程,推理要符合逻辑,结果务必真实。在对结果进行分析的基础上推导出恰如其分的结论,而不是用现成的理论对实验结果做一般性解释。如果本实验未能揭示实验结果产生的原因或已知的理论知识难以解释出现的现象,应查阅有关文献资料寻找可能的解释,也可提出自己的见解,但必须提供解释依据,并注明文献出处。

推理分析要依据结果,视具体情况灵活运用归纳和演绎推理方法,排除实验误差,从而获得科学的结论。推理分析应充分发挥想象力,进行发散思维,避免定式思维造成的谬误,从而对实验结果做客观的推理分析,导出观念,做出判断。分析过程是充分发挥想象力进行求异求新的创造性思维过程。因此,在分析实验结果时,不能照搬书本,实验讨论的过程应是归纳和演绎的统一。

实验讨论可依次概括为总结结果、寻找规律、推理分析、导出观念、得出结论。

(6)结论:

①对非预期结果或意外现象应分析是否属实验误差、误差原因何在,通过综合分析、去伪存真,得出科学结论。

②实验体会,包括成功的经验、实验误差或失败的原因、实验结果是否真实可靠等,有何启示、见解或建议,有何悬念或值得进一步探讨的问题。

第二章　医学机能学实验的常用动物和基本操作

第一节　实验动物的伦理及保护

一、概述

医学机能学实验必须使用动物,在实验过程中将给动物造成不安、巨大的痛苦或剥夺其生存权,这似乎与善待动物和保护动物的伦理观念相矛盾。人类如何对待动物的伦理学争论是从 18 世纪兴起的。不同国家和民族的文化背景、宗教信仰不同,人们对待动物的态度也千差万别,但基本的主流观点是"动物因为有感觉和有趣地生活着而应当有正常的地位,人类应该尊重所有的生命"。从这一基本观点出发,形成了两种对待动物的伦理倾向,即极端的"动物保护主义"和温和的"3R"原则。极端的"动物保护主义"认为,人类无权使用动物进行痛苦的或无痛的实验,无论实验本身对人类或动物有多大益处,一律不允许。比较理性的动物保护主义者以人类和动物的最高利益为出发点,思考动物保护问题,主张对人类或动物进行有益的实验,同时,又要合理保护动物,以避免无必要的不安、痛苦和死亡。1954 年,动物福利大学联合会制定了一项有关动物实验人道主义技术的科学研究计划。1959 年 Russell 出版了《人道主义实验技术原理》一书。第一次全面系统地提出了"3R"原则。1969 年,Dorothy Hegarty 教授创立了医学实验中动物替代法基金会,再一次提出了 Russell 和 Burch 的观点。20 世纪 90 年代后,"3R"原则受到各国政府和科学界的高度重视,"3R"研究工作及研究成果得到广泛开展和应用。以"替代"为中心的"3R"研究成为 20 世纪末实验动物科学发展的主方向。

二、"3R"原则

1. 替代(Replacement)

(1)用低等动物代替高等动物,如用两栖类动物代替哺乳动物研究心脏功能;用体外培养器官、组织和细胞代替实验动物,如用体外培养的血管内皮细胞和平滑肌细胞代替活体动物研究动脉粥样硬化。

(2)用免疫学方法代替动物。例如,用高效单克隆抗体搜寻抗原,鉴定病毒的存在,以代替用小鼠接种的方法。

(3)用计算机仿真、模拟动物实验。

2. 优化(Refinement)

(1)使用微创伤技术。例如,采用内窥镜或导管从动物体内取样,检查组织病变情况,以避免解剖动物取样。

(2)使用微量分析技术。

(3)改进麻醉方法。

(4)施行安乐死手术。

3．减少(Reduction)

(1)用低等动物代替较高等的动物,减少较高等动物的使用量。

(2)使用高质量动物,以质量取代数量。

(3)合用动物。

(4)改进实验设计与统计方法。

三、在医学机能实验学实验过程中如何保护动物

根据《实验动物管理条例》第六章第二十九条及《医学实验动物管理实施细则》第三章第十六条的有关规定,制定以下动物保护守则。

(1)实验前不得以恶作剧的形式戏弄或虐待动物,如拔牙、拔除须毛、提拉耳朵、倒提尾巴或后肢等行为。

(2)严格按要求对动物进行无痛麻醉,在没有达到麻醉效果前,不能进行实验。长时间实验过程中,如遇麻醉失效,应及时补充麻醉剂。

(3)实验手术操作要柔和、准确,避免粗鲁的动作或随意翻弄、牵扯动物内脏器官。

(4)实验结束后,对能够存活的动物要给予及时治疗和照顾,使之迅速恢复健康。

(5)对于难以存活而必须处死的动物,应以过量麻醉施行安乐死手术,不可弃之不管、任其痛苦死亡或以粗鲁的手段宰杀。

(6)动物尸体须在 24 h 内焚烧或按有关规定处理。

第二节　常用实验动物的种类、特点及选择

实验动物的种类很多,正确选择合适的实验动物是保证实验成功的关键。

一、实验动物选择的基本原则

(1)选择与人类具有某些相似性的实验动物。

(2)选用解剖、生理特点符合实验目的要求的实验动物。

(3)选用标准化实验动物,即指在微生物学、遗传学、环境和营养等方面均符合控制标准的实验动物。教学示范一般选用一级(普通)动物。

(4)选用与实验要求相适应的实验动物规格(指年龄、体重和性别的选择)。

另外,选择实验动物还要符合经济节约、容易获得的原则。

机能学实验中常用的动物有青蛙、蟾蜍、家兔、小白鼠、大白鼠、豚鼠(荷兰猪)等。

二、几种常用实验动物的特点及用途

(1)青蛙和蟾蜍均属两栖纲无尾目动物。其心脏在离体情况下可保持较长时间的节律

性跳动,多用于研究心脏的生理、药物对心脏的作用等。蛙的体型小,神经肌肉标本易于制备,其腓肠肌和坐骨神经是研究外周神经、运动终板等生理功能的理想材料,且价格低廉,易于获得。

(2)家兔属于哺乳纲啮齿目兔科,性情温顺、安静,是机能学实验教学中较多采用的实验动物。家兔颈部有减压神经独立分支,纵膈由两层纵膈膜组成,将胸腔分为左右两部分,互不相通,适用于急性心血管实验及呼吸实验。家兔的肠管长、壁薄,对神经递质和药物反应灵敏,可进行小肠平滑肌的生理学特性的观察,也可用于卵巢、胰岛等内分泌实验。

(3)小白鼠属于哺乳纲啮齿目鼠科,便于人工繁殖,价格低廉,适用于动物需求量较大的实验。

(4)大白鼠属鼠科。其垂体、肾上腺系统发达,应激反应灵敏,适用于内分泌研究,也可用于胆管插管收集胆汁、胸导管采集淋巴液等,还可用于进行高级神经活动实验。

(5)豚鼠属于哺乳纲啮齿目豚鼠科。其性情温顺,胆小易惊,很少咬伤实验操作人员。豚鼠耳壳大,药物易于进入中耳和内耳,常用于内耳迷路等实验研究,也用于离体心脏、子宫及肠管的实验。

第三节　实验动物的编号及性别鉴定方法

一、实验动物的编号

(1)对于较大动物如家兔、猫、狗等,可将号码牌挂在动物颈部,或将特制的铝制标牌固定在耳壳、腿、颈部等处。

(2)对于小鼠、大白鼠及豚鼠,一般用3%～5%的苦味酸溶液涂于体表不同部位的毛上。原则是先左后右,从上到下,从前到后。(图2-3-1:①为左前肢,②为左腹部,③为左后肢,④为头部,⑤为背部,⑥为尾部,⑦为右前肢,⑧为右腹部,⑨为右后肢。)

(3)剪毛编号是用剪刀在动物背部剪毛、标记。

(4)笼子编号是把笼号作为个体号,代替动物编号。

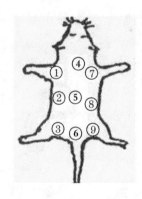

图 2-3-1　鼠类编号方法

二、实验动物的性别鉴别方法

(1)青蛙和蟾蜍:用拇指及食指捏住动物躯干两侧提起动物时,雄性通常会发出叫声,雌性不会叫;雄性前肢拇指和食指蹼上有棕色或黑色小突起,即婚垫,雌性则无;将动物提起时,前肢作怀抱状的是雄性,呈伸直状的是雌性。

(2)家兔:用拇指和食指按压生殖器部位。在雄性,可见一圆孔中露出稍向下弯曲的阴茎(幼年雄兔只见有突起物,即是阴茎);雌兔则是一条朝向尾部的长缝,呈椭圆形的间隙,即阴道开口,此间隙越向下越窄。雌性有乳头。

(3)大白鼠和小白鼠:根据动物肛门与生殖器之间的距离来区分,距离远的为雄性,近的为雌性;雌鼠可见性器官部位有开孔(阴道口),腹部有明显的乳头,雄性可见阴囊内睾丸下垂,天热时尤为明显。

(4)豚鼠:用一手抓住动物颈部,另一手扒开靠近生殖器的皮肤,雄性在圆孔处露出性器官的突起,而雌性则为三角形间隙;成年雌性有两个乳头。

第四节　实验动物的捉持、固定方法及处理

一、青蛙和蟾蜍

左手握蟾蜍或青蛙,使其俯卧与手掌中,以食指与中指夹住其两前肢,无名指与小指夹住两后肢,拇指按压头部前端;使其麻醉或破坏脑脊髓后仰卧于蛙板上,用大头针或蛙腿夹固定四肢,如图2-4-1所示。

二、小白鼠

先用右手抓住鼠尾部将鼠提起,放在粗糙的台面或鼠笼盖上,向后轻拉鼠尾,在其向前爬行时,用左手拇指和食指沿其背部向前迅速捏住小鼠的两耳和颈后部皮肤,使其不能转头。然后将鼠体置于左掌心中,翻转左手,右手拉住小鼠尾部,将后肢拉直,并以左手无名指和小指压紧尾部和后肢,使小鼠呈一条直线,如图2-4-2所示。熟练者也可采用左手一手抓取法。抓取时须注意,用力过轻则小鼠头部能够反转咬伤实验者的手,过分用力则会使小鼠窒息或颈椎脱臼。进行手术时,可使用固定板固定小鼠:将麻醉后的小鼠仰卧或俯卧于固定板上,用棉线绳缚住小鼠四肢,线绳另一端系于固定板左右两侧的钉子上;在上腭切齿上栓一线绳系在固定板前方边缘的钉子上,以达到完全固定。

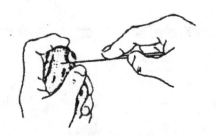

图2-4-1　蟾蜍的捉持法及破坏脑脊髓

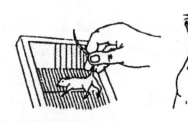

图2-4-2　小白鼠捉持法

三、大白鼠

大白鼠的固定方法基本与小白鼠相同,但最好带防护手套操作。大鼠个头较大时,应靠近鼠尾基部抓持,用左手捏住其背部中央到胸部。还有一种方法是以右手抓住鼠尾,左手带防护手套或用厚布盖住鼠身作防护,握住其整个身体,并固定其头部防止被咬伤,但不要用力过大,勿握其颈部,以免大鼠窒息死亡。手术时的固定方法与小白鼠相同,也可以用特制的固定架固定。

四、豚鼠

先用右手掌轻轻扣住豚鼠背部,抓住其肩胛下方,以拇指和食指抓住颈部将其轻轻提起。对于体重较大或怀孕的豚鼠,可用左手托其臀部。固定方法基本同大鼠、小鼠,用木制

固定板和线绳固定。豚鼠生性胆小,当其受惊时,会在笼子内急转,易造成自伤。故抓取时要稳、准、快,不能太粗野,更不能抓其腰腹部,防止造成其肝破裂而死亡。

五、家兔

右手抓住家兔颈部皮肤,将其轻轻提起,用左手托住其臀部,使家兔的身体重量承托于手中,然后按实验要求加以固定,如图 2-4-3 所示。因家兔的耳朵非常敏感,不要抓兔耳提取家兔。也不要抓取家兔的四肢,家兔脚爪锐利,挣扎时可能会抓伤实验者。

(1)头部的固定:做各种手术时,可将家兔麻醉后用粗棉绳拴紧其上门齿,然后绑在实验台铁柱上。该法适于仰卧位固定头部。实验取俯卧位固定家兔时,可选用兔头夹固定。

(2)四肢的固定:家兔取仰卧位固定时,可用粗棉绳或布带打好扣结,将活结端缚扎于踝关节上部,前肢平直置于躯干两侧,将绑扎两前肢的带子从家兔背后交叉穿过,压住对侧前肢,分别缚于手术台两侧木钩上,两后肢左右分开,绑扎带另一端分别缚于手术台两侧木钩上。取俯卧位固定时,前肢缚绳无须左右交叉,分别将四肢缚绳直接固定于实验台两侧固定钩上即可。

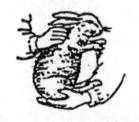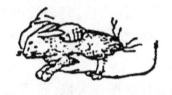

图 2-4-3　家兔促持法

六、实验动物的处理方法

1. 颈椎脱臼

常用于小白鼠。实验者左手持镊子或用拇指、食指固定鼠头后部,右手捏住鼠尾,用力向后上方牵拉,听到鼠颈部咔嚓声即颈椎脱位,脊髓断裂,鼠瞬间死亡。

2. 断头、毁脑

常用于蛙类。可用剪刀剪去头部,或用金属探针经枕骨大孔破坏脑和脊髓而致死。大鼠和小鼠也可用断头法处死,实验者须戴手套,两手分别抓住鼠头与鼠身,拉紧并暴露颈部,由助手持剪刀,从颈部剪断鼠头。

3. 空气栓塞

实验者用 $50 \sim 100$ mL 的注射器,向动物静脉血管迅速注入空气,气体栓塞心脏和大血管而使动物死亡。使猫与家兔死亡的空气量为 $10 \sim 20$ mL,狗为 $70 \sim 150$ mL。

4. 大量放血

(1)对于鼠,可摘除其眼球,从眼眶动静脉大量放血而致死。

(2)对于家兔和猫,可在麻醉状态下切开颈部,分离出颈总动脉,用止血钳或动脉夹夹闭两端,在其中间剪断血管后,缓缓打开止血钳或动脉夹,轻压胸部可迅速放出大量血液,动物立即死亡。

第五节　实验动物的给药方法和麻醉

一、给药方法

(一)经口给药法

此法有口服与灌胃两种方法,适用于小鼠、大鼠、豚鼠、家兔、狗等动物。口服法可将药物放入饲料或溶于饮水中令动物自由摄取。若为保证剂量准确,可应用灌胃法。

1. 小鼠

以左手捉持小鼠,使其腹部朝上,右手持灌胃器,先从小鼠口角插入口腔内,然后沿着上腭壁轻轻插入食道,稍感有阻力时(大约灌胃管插至食道过膈肌的部位),即可推动注射器,进行灌胃,如图 2-5-1所示。若注射器推动困难,应重插。若插入气管给药,可使小鼠死亡。注药后,轻轻拔出灌胃管。一次投药量为每 10 g 体重 0.1~0.3 mL。

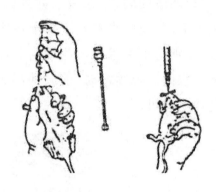

2. 大鼠

用左手以捉持法握住大鼠(若两人合作,助手捉

图 2-5-1　小鼠灌胃法

持大鼠,用右手抓住后肢和尾巴),采用安装在 5~10 mL 注射器上的金属灌胃管(长 6~8 cm,直径 1.2 mm,尖端为球状)灌胃,灌胃方法与小鼠相类似。一次投药量为每 100 g 体重 1~2 mL。

3. 豚鼠

(1)口服(适用于固体剂型药物)。把豚鼠放在金属网上,以左手掌从背部握住豚鼠的头颈部使其固定,以拇指和食指压迫其口角部使口张开。用镊子夹住药物,放进豚鼠舌根部的凹处,使其迅速闭口而咽下。当证实药物被咽下后即可放开豚鼠。

(2)灌胃(适用于液体剂型药物)。

①助手以左手从豚鼠的背部将其后腿伸开,并将其腰部和后腿一起固定,用左手的拇指和食指捏住其两前腿。实验者以右手所持的豚鼠用灌胃管沿豚鼠上腭壁滑行插入食道,进而插入胃给药。

②用木或竹制开口器,把导尿管或直径 1 cm 的尼龙管经开口器中央的孔插入胃内给药。

上述两种方法皆需稍回抽一下注射器的内栓,证实注射器内无空气后,再慢慢注入药液。最后注入生理盐水 1~2 mL,冲尽管内药液,保证剂量的准确。

4. 家兔

固体剂型药的口服法与豚鼠基本相同。液体剂型药物灌胃法需两人合作。一人坐好,两腿将兔身夹住,右手抓住兔双耳,固定其头部,手抓住其双前肢。另一人用木制或竹制开口器压住兔舌,以导尿管经开口器中央小孔慢慢沿上腭壁插入食道16～20 cm长,将导尿管端置于一杯清水中,若无气泡冒出,说明导尿管没有插入气管,这时即可用注射器抽取需要量药液从导尿管灌入兔胃。然后用3～5 mL清水冲洗导尿管后,抽出导尿管,取出开口器。

(二)注射给药法

1.淋巴囊内注射

青蛙及蟾蜍皮下有多个淋巴囊(图2-5-2),对药物易吸收。一般将药物注射于胸、腹或股淋巴囊。因其皮肤较薄,为避免药液从针眼中漏出,故做胸部淋巴囊注射时,针头由口腔底部穿下颌肌层而达胸部皮下;做股部淋巴囊注射时,应从小腿皮肤刺入,通过膝关节而达大腿部皮下。注入药液量一般为0.25～0.5 mL。

2.皮下注射

(1)小鼠。通常在背部皮下注射。将皮肤拉起,注射针刺入皮下,把针尖轻轻向左右摆动,易摆动表示已刺入皮下,然后注射药物,如图2-5-3所示。拔针时,以手指按住针刺部位,防止药物外漏。注射药量为每10 g体重0.1～0.3 mL。

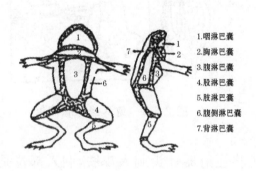

图2-5-2 **青蛙淋巴囊分布**　　　　图2-5-3 **小鼠皮下注射法**

(2)大鼠。以捉持法握住大鼠,于背部或大腿拉起皮肤,将注射针刺入皮下。每100 g体重一次注射药量小于1.0 mL。

(3)豚鼠。注射部位选用大腿内侧面、背部、肩部等皮下脂肪少的部位。通常在大腿内侧面注射。一般需两人合作,一人固定豚鼠,一人进行注射。

(4)家兔。左手将家兔背部皮肤提起,右手持注射器,针尖刺入皮下,松开左手,进行注射。

3.皮内注射

先将注射部位剪去毛,酒精消毒。提起注射部位的皮肤,注射针沿皮肤表浅层刺入,注射药液,这时注射处出现白色小皮丘。大鼠、豚鼠一般选背部或腹部皮内注射。

4.肌肉注射

家兔选择两侧臀部肌肉进行注射。在固定动物后,注射器与肌肉呈60°角,一次刺入肌肉注射,但应避免针刺入肌肉血管内。注射完后轻轻按摩注射部分,以助药物吸收。小鼠、大鼠、豚鼠因肌肉较小,较少采用肌肉注射,若有必要,以股部肌肉较适,用药量不宜过大,特别是小鼠,每侧不宜超过 0.1 mL。

5.静脉注射

(1)大鼠和小鼠。一般采用尾静脉注射,事先将小鼠和大鼠置于固定的筒内或针丝罩内,或扣于烧杯内,使尾巴露出,于 45～50 ℃ 的温水中浸泡或用 75％ 的酒精棉球擦之,使血管扩张。选择尾巴左右两侧静脉注射,注射时若出现隆起的白色皮丘,说明未注入血管,应重新向尾根部移动注射(图 2-5-4)。小鼠一次注射量为每 10 g 体重 0.05～0.1 mL。

(2)豚鼠。一般用前肢皮下头静脉注射,后肢小隐静脉注射也可以。接近下部比较容易刺入静脉。注射量一般不超过 2 mL。

(3)家兔。一般采用耳缘静脉注射。可用酒精棉球涂擦耳部边缘静脉,或用电灯泡烘烤兔耳使血管扩张。以左手指在兔耳下作垫,右手持注射器,针头经皮下进入血管(图 2-5-5)。注射时若无阻力或发白隆起现象,说明针头在血管内。注射完毕,压住针眼,拔去针头,继续压迫数分钟止血。

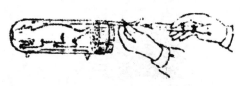 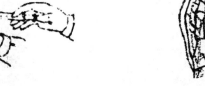

图 2-5-4　小白鼠尾静脉注射　　　　　　图 2-5-5　兔耳缘静脉注射

6.腹腔注射

(1)小鼠。以左手捉持小鼠,腹部向上,右手将注射器针头刺入皮肤,刺入部位是距离下腹部腹白线稍向左或右的位置。向前推进 3～5 mm,接着使注射器针头与皮肤呈 45°角刺入腹肌。继续向前刺入,通过腹肌进入腹腔后抵抗消失,这时即可轻轻注射药液。小鼠的一次注射量为每 10 g 体重 0.1～0.2 mL。大鼠腹腔注射方法与小鼠相同,注射量为每 100 g 体重 1～2 mL。

(2)豚鼠、家兔等。豚鼠腹腔注射部位同小鼠。家兔在下腹部近腹白线左右两侧约 1 cm 处注射为宜。

二、实验动物的麻醉

麻醉是为了在实验或手术过程中减少动物的疼痛,使其保持安静。麻醉药的种类繁多,作用机制不尽相同,应用时应根据动物的种类以及实验或手术的性质,慎重选择。

(一)麻醉方式

1.注射麻醉

(1)静脉注射是全身麻醉的一种常用方法,也是常年的给药方法。这种方法要求装注射器时,针头缺口与注射器刻度在同一个方向上,这样当针头刺入静脉血管时,其缺口与注射器刻度都朝上,利于注射药液顺利进入血管,也便于观察注射剂量与速度。但注射部位因动物种类而异。

家兔常取耳缘静脉为注射部位。耳缘静脉沿耳背内侧行走。首先剪毛,使血管显现。然后用左手中指和食指夹住兔耳根部,拇指和无名指捏住耳尖;右手持注射器,针头与血管呈 20°角从耳尖部进针。兔耳皮肤薄,耳缘静脉较浅,因此进针不能太深,以免刺破血管。

大白鼠和小白鼠可采取尾静脉注射。鼠尾背侧及两侧共有 4 根血管,腹侧为动脉,其余为静脉。注射时,宜先用鼠固定器固定鼠体。宜选用 4～5 号针头,选择最粗的一根血管刺入。

静脉注射没有明显的兴奋期,几乎立即生效,容易控制麻醉深度,掌握用药剂量。但要注意:

①注射器内抽取药液后应排尽空气,以免将空气注入血管引起栓塞。

②注入药物的速度一般要慢。尤其是使用 20%～25%氨基甲酸乙酯溶液给家兔做耳缘静脉注射麻醉时,速度过快,往往引起动物死亡。

③为避免发生麻醉意外(呼吸暂停、心脏停搏甚至死亡),可先缓慢注入药物总剂量的 4/5,剩下的 1/5 根据麻醉深度决定是否应该继续注入。

(2)腹腔注射与静脉注射相比,操作简便易行。狗、家兔等较大动物腹腔内注射时可由助手固定动物,使腹部朝上,然后在后腹部外侧约 1/3 处进针,确认针头在腹腔内,即可注入药物。大白鼠、小白鼠腹腔内注射麻醉一人操作即可。操作者事先用注射器抽取麻醉药,左手拇指与食指捏住鼠耳及头部皮肤,无名指与小指夹住鼠尾,使其腹部朝上固定于手掌间,右手持注射器从后腹部朝头的方向刺入,回抽,确认针头在腹腔内,即可注射药液。腹腔注射麻醉药物由肠系膜吸收入血,经门静脉入肝,再进入心脏,然后才能到达中枢神经系统,因此,麻醉作用发生慢,有一定的兴奋期,麻醉深度不宜控制。通常只在静脉注射麻醉失败后才进行腹腔注射。

腹腔注射时应注意:

①进针角度因动物大小而有不同。对于较大动物,针头可与腹壁垂直;对于鼠类,宜使针头与腹壁呈 30°角。

②一定要回抽。若回抽到血液、粪便、尿液,表示针头已刺入脏器,必须拔出重刺。

③所用针头不宜太大,以免注射后药液自针孔等流出。

(3)皮下注射是常用的局部麻醉方法。在手术前,用 2 mL 注射器套上 6 号针头将局部麻醉药(普鲁卡因)注入手术部位的皮下,使药液扩散,即可手术。

2.吸入麻醉

小鼠、大鼠和家兔常用乙醚吸入麻醉。把 5～10 mL 乙醚浸过的脱脂棉或纱布铺于麻醉用的容器内,最好为透明容器,以利于观察,将观察动物置于容器内,容器加盖。经过 20～30 s,动物进入麻醉状态,然后可将一只大小合适的烧杯(内有适量的乙醚棉球)套于实验动物的头部,再进行实验操作,可延长麻醉时间。

(二)麻醉效果的观察

动物的麻醉效果直接影响实验的进行和实验结果。麻醉过浅,动物会因疼痛而挣扎,甚至出现兴奋状态,呼吸、心跳不规则,影响观察;麻醉过深,可使机体的反应性降低甚至消失,更为严重的是抑制延髓的心血管活动中枢和呼吸中枢,使呼吸、心跳停止,导致动物死亡。因此,在麻醉过程中必须善于判断麻醉程度,观察麻醉效果。判断麻醉程度的指标有以下4项。

(1)呼吸。动物呼吸加快或不规则,说明麻醉过浅,可再追加一些麻药。若呼吸由不规则转变为规则且平稳,说明已达到麻醉深度。若动物呼吸变慢,且以腹式呼吸为主,说明麻醉过深,动物有生命危险。

(2)反射活动。主要观察角膜反射或睫毛反射,若动物的角膜反射灵敏,说明麻醉过浅;若角膜反射迟钝,则麻醉程度合适;若角膜反射消失,伴瞳孔散大,则麻醉过深。

(3)肌张力。动物肌张力亢进,一般说明麻醉过浅;全身肌肉松弛,说明麻醉程度合适。

(4)皮肤夹捏反应。麻醉过程中可随时用止血钳或有齿镊夹捏动物皮肤。若反应灵敏,则麻醉过浅;若反应消失,则麻醉程度合适。

总之,观察麻醉效果要仔细,上述4项指标要综合考虑,在静脉注射麻醉时还要边注入药物边观察。只有这样,才能获得理想的麻醉效果。

(三)几种常用的麻醉药及其用法

(1)氨基甲酸乙酯(乌拉坦)。常用于家兔、狗、猫、蛙类等动物。本药易溶于水,常配成20%或25%的注射液。注射时应先快后慢。一次给药后药效可维持4～5 h,麻醉过程较平稳,动物无明显挣扎现象。但动物苏醒慢,麻醉深度和使用剂量较难掌握。

(2)巴比妥类。用于动物实验的主要有3种:苯巴比妥钠、硫喷妥钠、戊巴比妥钠。其中最常用的是戊巴比妥钠,常配成3%～5%的注射药。此药作用发生快,持续时间3～5 h,对动物的呼吸和循环功能无影响。配制方法:戊巴比妥钠3～5 g加入95%酒精,加温助溶(不可煮沸)后,再加入0.9%的氯化钠溶液至100 mL。静脉注射时,前1/3剂量可快速注射,以快速渡过兴奋期;后2/3剂量则应缓慢注射,并密切观察动物的肌紧张状态、呼吸频率和深度及角膜反射。动物麻醉后常因麻醉药的作用以及肌肉松弛和皮肤血管扩张而致使体温缓慢下降,所以应设法保温,不使肛温降至37℃以下。

(3)氯醛糖。此药溶解度小,使用前需在50 ℃水浴锅中加热使其全部溶解,但不宜直接加热,更不能煮沸,以免影响药效。加温后不宜久置,以免沉淀而失效。配制时若加入适量硼砂,可提高其溶解度和稳定性。一般取氯醛糖1 g、硼砂2 g,加水至100 mL。

(4)普鲁卡因。局部注射麻醉药。手术前,常用1%或2%水溶液注入手术部位皮下或肌肉,阻断神经纤维的传导,提高感受器官的感觉阈值,因而动物能够耐受手术操作。

(5)乙醚。呼吸性麻醉药,可用于各种动物,尤其是时间短的手术或实验,吸入后20～

30 s 开始发挥作用。其特点是麻醉深度易掌握,较安全,麻醉后苏醒快。但麻醉时有明显的兴奋现象,且对呼吸道黏膜有较强的刺激作用,使黏液分泌增加,甚至可能阻塞呼吸道而发生窒息。乙醚为无色、易挥发、有刺激性气味的液体,易燃烧和爆炸,在光的作用下,可与空气中的氧气发生反应,生成乙醛或过氧化物而具有较大毒性,因此开瓶后不能久置。

(四)实验动物的急救

生理实验常在实验动物的呼吸、血压、体温等生理指标相对稳定的情况下进行。如果在麻醉、手术操作或实验过程中出现严重异常情况,应立即采用急救措施,以保证实验顺利进行。

(1)麻醉剂过量的处理。一旦发现麻醉过深,应立即处理,不能拖延,根据过量的不同程度采取不同的处理方法。

①呼吸慢而不规则,血压或脉搏仍属正常:一般施以人工呼吸或肌肉注射小剂量可拉明。

②呼吸停止但仍有心跳:给苏醒剂并进行人工呼吸。人工呼吸机的吸入气体最好用混合气体($95\%O_2$,$5\%CO_2$)。

③呼吸、心跳均停止:心内注射 1∶10 000 肾上腺素,用人工呼吸机人工通气,心脏按压,肌肉注射苏醒剂,静脉注射 50% 葡萄糖溶液。

常用苏醒剂剂量:可拉明 2～5 mg/kg、山梗菜碱 0.3～1 mg/kg、咖啡因 1 mg/kg、印防己毒素 6.5 mg/kg(皮下)。

(2)若手术过程中不慎损伤血管,出血致使血压下降,此时应沉着,首先压迫出血部位,找准出血点,结扎止血,再静脉注入温热生理盐水,使血压恢复或接近正常水平。

(3)气道阻塞或半阻塞,呼吸不通畅,耳或唇发紫,应立即剪开气管。如果之前已插入气管插管,应立即拔管。用裹紧棉花的小棉花签轻擦去分泌物,使气道通畅,再插入气管插管,用人工呼吸机通气,使呼吸频率或深度恢复正常。

(4)在冬季实验,环境温度较低,动物麻醉以后,体温常常下降,进而血压降低。此时,应在实验手术台下采用加热装置加温。如果没有加热装置,可用热水袋保温,以维持体温正常。若效果不佳,可输 37～38 ℃ 的温热生理盐水。

第六节　常用实验动物的取血方法和手术方法

一、常用实验动物的取血方法

1.小鼠、大鼠取血法

(1)颈静脉或颈动脉取血。将麻醉的小鼠或大鼠背位固定,剪去一侧颈部外侧毛,做颈静脉或颈动脉分离手术,当动脉或静脉暴露清楚后,血管下各穿一根丝线,以提起血管,这时即可用注射针以向心方向刺入血管,抽取所需血量。体重 20 g 的小鼠可取血 0.6 mL 左右,体重 300 g 的大鼠可取血 8 mL 左右。

(2)股静脉或股动脉取血。小鼠或大鼠麻醉后,背位固定,做左或右腹股沟处动静脉分离手术,血管下分别穿一根丝线,以提拉血管,右手持注射器将注射针刺入血管,即行取血,若需连续多次取血,则取血邻位尽量靠离心端。

(3)心脏取血。小鼠或大鼠仰卧于固定板上,剪去心前区毛,酒精消毒。在左胸侧第3~4肋间,用左手食指触摸到心搏动处,右手持注射器刺入心脏,血液随心脏跳动的力量自动进入注射器。也可切开胸腔,直接从见到的心脏内抽吸血液。

(4)尾尖取血。小鼠或大鼠麻醉后,将尾部于50 ℃热水中浸泡数分钟,擦干剪去尾尖(小鼠可剪1~2 mm,大鼠可剪5~10 mm)。然后自尾根部向尾尖按摩,血液自尾尖流出。若需连续取血,每次将鼠尾剪去很小一段,在取血后可用棉球压迫止血,并用60%的液体火棉胶涂于尾部伤口处,使其形成一层薄膜,保护伤口。此法每次取血3 mL。对于大鼠,还可用锐利刀片每次切割鼠尾一段静脉,每次取血不超过0.5 mL,鼠尾的3根静脉可交替切割,切割后用棉球压迫止血。

(5)眶动脉和眶静脉取血。先将小鼠或大鼠倒持,压迫眼球使其突出充血,以止血镊迅速摘去眼球,这时眶内很快流出血液,流完为止。一般可取动物体重的4%~5%的血量。此法因导致动物死亡而只宜一次使用。

(6)眼球后静脉丛取血。用7~10 cm长的玻璃制取血管,其一端为内径1~1.5 mm、长约1 cm的毛细管,另一端逐渐扩大成喇叭形。预先将玻璃管浸入肝素溶液,取出后干燥。左手抓住鼠两耳之间的头部皮肤,使头固定,并轻轻向下压迫颈部两侧,使头部静脉血液回流困难,眼球充分外突。右手持取血管,将其尖端插入下眼睑与眼球之间,轻轻向眼底部方向移动,在该处旋转取血管以切开静脉丛。把取血管保持在水平位,稍加吸引,血液即流入取血管。当取血完毕,拔出取血管,同时放开左手,即可使出血停止。此法适用于小鼠、大鼠、豚鼠、家兔等动物,并可在数分钟后在同一穿刺孔重复取血。

(7)断头取血。用剪刀迅速剪掉鼠头,立即将鼠颈向下,提起动物,让血液流入已准备好的容器。

2.豚鼠取血法

(1)心脏取血。背位固定豚鼠,左手食指触摸心脏搏动处,于胸骨左缘第4~6肋间腔插入注射器,将注射器刺入心脏,血液随心脏跳动而进入注射器。部分取血可采5~7 mL,采全血量可达20 mL。

(2)背中足静脉取血。一人固定豚鼠,另一人以酒精消毒左或右后肢膝关节脚背面,找出背中足静脉后,左后拉住豚鼠趾端,右手拿注射针刺入静脉,拔针后立即出血而取血,采血后用纱布或棉球压迫止血。若需反复取血,两后肢可交替使用。

3.家兔取血法

(1)心脏取血。操作方法似豚鼠,穿刺部位在第3肋间隙胸骨左缘3 mm处。每次取血不宜超过25 mL。经1周后可重复取血。

(2)耳中央动脉取血。将家兔于固定箱内固定,用左手固定兔耳,右手持注射器,在中央动脉的末端,以向心方向刺入动脉取血。此法一次抽血可达15 mL。因中央动脉易发生痉挛,所以当血管扩张后迅速抽血,不宜等待过长时间。

（3）耳缘静脉取血。以小血管夹夹紧耳根部,并涂二甲苯使局部血管扩张,再用酒精擦净,然后以粗大针头插入耳缘静脉取血。

（4）后肢胫部皮下静脉取血。将家兔仰卧固定,拔去胫部的毛,在胫部上端股部扎以橡皮管,则在胫部外侧浅表皮下可清楚见到皮下静脉。用左手固定好静脉,右手取带有 5 号针头的注射器由皮下静脉刺入血管,若血液进入注射器,表示针头已插入血管,即可取血。一次可取 2～5 mL。

（5）股静脉、颈静脉取血（在做股静脉或颈静脉分离手术后）。

①股静脉取血。注射器从股静脉下端向心方向刺入血管,徐徐抽动针栓即可取血。抽血完毕注意止血。

②颈外静脉取血。注射器由近心端向头侧端血管刺入,使注射针一直引至颈静脉分支分叉处,即可取血。此处血管较粗,很容易取血,一次可取血 10 mL 以上。

二、常用实验动物的手术方法

1. 家兔颈部手术

家兔颈部手术包括神经、颈外静脉、颈总动脉、气管的暴露、分离和插管术。其步骤如下。

（1）剪毛。动物仰卧固定。用弯手术剪或粗剪刀,不可用组织剪或眼科剪。剪毛范围应大于切口长度。为避免剪伤皮肤,可一手将皮肤绷平,另一手持剪刀平贴于皮肤,逆着毛的朝向剪毛。剪下的毛应及时放入盛水的杯中浸湿,以免到处飞扬。

（2）局部麻醉。在颈部正中皮下注射 1%普鲁卡因 2～3 mL。

（3）切口和止血。手术者左手的拇指和食指撑紧皮肤,右手持手术刀,以适当力度一次切开皮肤和皮下组织直到肌层,上起甲状软骨,下达胸骨上缘,用几把皮钳夹住皮肤切口边缘,暴露手术视野,以利于进一步的操作。

在手术过程中应保持手术野清晰,防止血肉模糊有碍手术操作和实验观察。因此应注意避免损伤血管,如出血应及时止血。止血的方法有以下几种。

①组织渗血:可用温热盐水纱布压迫、明胶海绵掩盖或电凝等方法。

②较大血管出血:应用止血钳夹住出血点及其周围少许组织,结扎止血。

③骨组织出血:先擦干创面,再及时用翻膜填充堵塞止血。

④肌肉的血管丰富,肌组织出血要与肌肉一同结扎。

为避免肌组织出血,在分离肌肉时,若肌纤维走向与切口一致,应钝性分离;若肌纤维走向与切口不一致,则应采用两端结扎、中间切断的方法。干纱布只用于吸血和压迫止血,不可用来揩擦组织,以免组织损伤或刚形成的血凝块脱落。

（4）神经、血管和气管的暴露和分离见图 2-6-1。

①气管。在切口下分开皮下组织和胸头肌,即看到气管。用玻璃分针或刀柄将覆盖于气管表面的筋膜去除,使气管完全暴露。用弯止血钳或镊子在其下穿一根细棉绳备用。

②颈总动脉。位于气管两侧,分离覆于气管上的胸骨舌骨肌和侧面斜行的胸锁乳突肌,深处可见颈动脉鞘。细心分离鞘膜,即见搏动的颈总动脉和神经。分离出 2～3 cm 长的颈总动脉,在其下穿线备用。

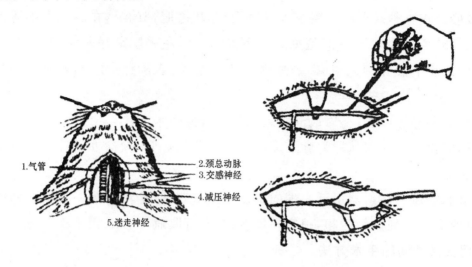

1.气管   2.颈总动脉   3.交感神经   4.减压神经   5.迷走神经

图 2-6-1 家兔颈部气管、血管、神经分布(左)和颈动脉插管(右)

③颈外静脉。位于颈部皮下、胸锁乳突肌外缘,仔细分离 1.5～2 cm 长,穿线备用。

④神经。颈总动脉旁有一束神经与动脉伴行,这束神经中包含迷走神经、交感神经和减压神经。小心分离颈动脉鞘后,仔细辨认 3 条神经。3 条神经均与动脉平行,迷走神经最粗,交感神经次之,减压神经最细(细如毛发粗细且常与交感神经紧贴在一起)。用玻璃分针将所需神经仔细分离出 1～2 cm,穿线备用。

神经和血管都是易损伤的组织,在分离过程中要细心、轻柔,以免损伤其结构与功能。不可用有齿镊子进行剥离,也不可用止血钳或镊子夹持。分离时应掌握先神经后血管、先细后粗的原则。分离较大的神经和血管时,应先用蚊式止血钳将其周围的结缔组织稍加分离,然后用大小适宜的止血钳沿分离处插入,顺神经或血管的走向逐步扩大,直至神经或血管分离出来。在分离细小的神经或血管时,要用眼科镊子或玻璃分针小心操作,应特别注意保持局部的自然解剖位置,不要把结构关系搞乱。如需切断血管分支,应采用两端结扎、中间剪断的方法。

分离完毕后,在神经或血管的下方穿一根浸透生理盐水的丝线,供刺激时提起或结扎之用。然后盖上一块盐水纱布,防止组织干燥;或在创口内滴加适量温石蜡油,使神经浸泡于其中。

(5)气管插管术。在甲状软骨下 0.5～1 cm 处,选一气管软骨做横向切口,长度约为气管周长的 1/2,再向头端做一小的纵向切口,使之呈"一"字形,应防止血液流入气管内。把 Y 形气管插管的斜口面朝下,向肺脏方向插入,再转动插管使其斜口面朝上,用棉绳结扎切口处,将绳尾缚结固定于套管的分叉处。

(6)颈外静脉插管术(用于注射、取血、输液和中心静脉压测量)。

导管的准备：取长度适当的塑料管或硅胶管，插入端剪成斜面，另一端插入粗细适当的钝针头，针座上连接三通活塞。用盛有肝素生理盐水（20 U/mL）的注射器插入三通活塞，将肝素生理盐水充满导管，关闭活塞。

插管时先用动脉夹夹住静脉近心端，待静脉充盈后再结扎远心端。用眼科剪在静脉靠远心端结扎处呈 45°角剪一小口（长度约为管径的 1/3 或 1/2），插入导管。用已穿好的线打一个结，取下动脉夹，将导管送入至所需的长度，家兔、狗一般送入 2～3 cm。测量中心静脉压时，家兔需插入 5 cm，此时导管口在上腔静脉近右心房入口处，打好第二个节，并将远心端结扎线围绕导管打结使之固定。

（7）颈总动脉插管术（用于测量血压或放血）。

导管的准备同颈外静脉导管。动物静脉注射肝素（500 U/kg）使全身肝素化。结扎动脉远心端，用动脉夹夹住近心端，两端的距离尽可能长。用眼科剪在动脉靠远心端结扎线处呈 45°角剪一小口（长度约为管径的 1/3 或 1/2），向心方向插入动脉导管。插塑料的动脉导管时，插入后用已穿好的线打一个结，其松紧以放开动脉夹后不致出血为度。小心、慢慢地放开动脉夹，如有出血，即将线扎得紧些，但不要太紧，以免影响导管拉动。将导管送入 2～4 cm，结扎得更紧一些，使导管不致脱出。用远心端的结扎线围绕导管打结使之固定。插玻璃的动脉导管时，将充满柠檬酸钠的导管插入 0.5 cm 左右，打结缚紧，在侧管上再打一个结以固定牢固，暂勿放开动脉夹。时刻照看动脉导管，勿使管尖与动脉壁呈折角状而戳破动脉壁。

2. 家兔股部手术

股部手术是为了分离股动脉、股静脉并进行插管，供放血、输血、输液及注射药物之用。其步骤如下。

（1）动物仰卧固定，在股三角区剪毛。

（2）用手触摸股动脉搏动，辨明动脉走向。在该处做局部麻醉后，沿动脉走向在皮肤上切 3～5 cm 长的口。

（3）用血管钳分离皮下组织及筋膜，即看到股动脉、股静脉和神经。三者的位置由外向内依次为股神经、股动脉、股静脉。股动脉在中间偏后，恰被股神经和股静脉所遮盖。

（4）首先用蚊式钳小心地将股神经分离出，再分离股动脉与股静脉之间的结缔组织，注意勿损伤血管小分支，再分离出 2～3 cm 长的股动脉或股静脉。

（5）分别在远心端结扎血管，并用动脉夹夹闭近心端血管。在动脉夹后穿线，以备固定插管用。用眼科剪朝心脏方向将血管剪一小口（剪口尽量靠近远心端结扎处），然后用一连有注射器的塑料插管，从剪口处沿向心方向插入血管（注意插入时，插管尖端与血管保持平行，勿使尖端戳破血管）。插入 2 cm 后，用结扎线固定。

第七节　常用手术器械

在医学机能学实验中所使用的手术器械基本上与人用外科手术器械相同。但也有一些外科器械是给动物手术时使用的。现将常用的手术器械及其用法简介于下。

1. 手术刀

手术刀主要用于切开和解剖组织。可根据手术部位与性质,更换大小不同的刀片。手术刀片有圆刃、尖头、弯刃及大小、长短之分。手术刀柄也有大小及长短之分。还有一类手术刀的刀柄与刀片连在一起。常用的执刀方法有两种,见图2-7-1。

(1)执弓式。最常用的一种执刀方式,动作范围广,活动灵活,用于腹部、颈部或股部的皮肤切口。

(2)执笔式。用于切割短小的切口,用力轻柔而操作精确,用于解剖血管、神经,做腹膜小切口等。

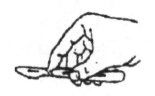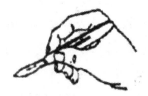

图 2-7-1　手术刀握持方法

2. 剪刀

(1)手术剪。主要用于剪皮肤或肌肉等粗软组织。此外,也可用来分离组织,即利用剪刀的尖端插入组织间隙,分离无大血管的结缔组织等。手术剪分尖头剪和钝头剪,其尖端有直、弯之别。还有一种小型手术剪,叫眼科剪,主要用于剪血管或神经等柔软组织,也有直头与弯头之分。正确的执剪姿势如图2-7-2所示,即用拇指与无名指持剪,食指置于手术剪上方。

(2)粗剪刀。用于蛙类实验中剪骨、肌肉和皮肤等粗硬组织。

3. 手术镊

手术镊主要用于夹住或提起组织,以便于剥离、剪断或缝合。手术镊分有齿和无齿两种,并且长短不一。有齿镊用于夹持较坚韧的组织,如皮肤、筋膜、肌腱等。无齿镊用于夹持软、脆、弱的组织,如血管、神经、黏膜等。正确的执镊方法如图2-7-3所示,即以拇指对食指和中指,轻、稳和用力适当地把持手术镊。

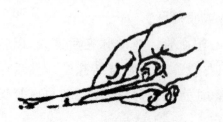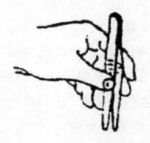

图 2-7-2　手术剪执剪姿势　　　　　　图 2-7-3　手术镊执镊姿势

4.血管钳(止血钳)

血管钳主要用于钳夹血管或出血点,以达到止血的目的。也用于分离组织、牵引缝线、把持和拔出缝针等。执血管钳的姿势与执手术剪的姿势相同。开放血管钳的手法:利用右手已套入血管钳环口的拇指与无名指相对挤压,继而以旋工的动作开放血管钳。

血管钳按手术所需,分直、弯、有齿、长柄、无损伤以及大、中、小等各类型。例如,直血管钳用于手术野浅部或皮下止血,弯血管钳用于较深部止血,蚊式血管钳用于精确的止血和分离组织。

5.骨钳

骨钳用于打开颅腔和骨髓腔时咬切骨质。

6.颅骨钻

颅骨钻用于开颅时钻孔。

7.金属探针

金属探针是专门用来毁坏蛙类脑和脊髓的器械,分为针柄和针部。

8.玻璃解剖针

玻璃解剖针专用于分离神经与血管等组织。分直头与弯头,尖端圆滑。

9.蛙心夹

使用时,将蛙心夹的一端夹住心尖,另一端借缚线连于杠杆,以进行心脏活动的描记。

10.蛙板

蛙板为 20 cm×15 cm 的木板,用于固定蛙类,可用大头针将蛙腿钉在板上,以便进行实验。

11.动脉夹

动脉夹用于阻断动脉血流。

12.气管插管

气管插管在急性动物实验时插入气管,以保证呼吸畅通。

13.血管插管

动脉插管在急性动物实验时插入动脉。在哺乳类动物实验中,另一端接压力换能器,以记录血压。插管腔内不可有气泡,以免影响结果。静脉插管还可用于动物体内注射。

各种手术器械使用结束后,都应及时清洗。齿间、轴节间的血迹和污物用小刷在水中擦洗,后用干布擦干。忌用火焰烘干或重击用,以免镀镍层剥脱而生锈。久置不用的金属器械还需擦油剂加以保护。

第三章 医学机能学实验常用仪器及基本操作

第一节 医学机能学实验的测量基础

生命活动伴随生物电变化、机械运动、离子浓度和生物活性物质的变化。这些变化通过相应的电极或传感器耦合到放大器后,供显示、记录或计算机处理,为机能学研究提供客观指标。

一、电极

在检测生物电或行电刺激时,电极是仪器系统与生物体连接或耦合的环节。根据对实验的精确度、结果的可重复性等要求的不同,电生理学中用的电极种类也不同。电极依其使用目的不同,可分为普通电极、保护电极、乏极化电极、微电极等多种。医学机能实验学中常用普通电极和保护电极。

1.普通电极

普通电极通常是在一根绝缘管的前端安装两根电阻很小的金属丝(常用银丝、不锈钢丝或钨丝),其露出绝缘管部分的长度仅 5 mm 左右,金属丝各连有一条导线,可与刺激器的输出端(作刺激电极用时)或放大器的输入端(作引导、记录电极用时)相接。使用此种电极时,应注意电极不要碰到周围的组织。

2.保护电极

保护电极结构与普通电极相似,特点是前端的银丝嵌在电木保护套中。使用此种电极刺激在体神经干时,可保护周围组织不受刺激。

二、换能器

换能器也叫传感器,是能将一种能量形式转变为另一种形式的器件装置。生理学实验常用的换能器能将非电信号(如机械、光、温度、化学等的变化)转变为电信号,然后输入不同的仪器进行测量、显示、记录,以便对其所代表的生理变化做深入的分析。换能器的种类很多,这里仅介绍压力换能器和张力换能器。

1.压力换能器

(1)原理和结构。

压力换能器可将各种压力变化(如动脉血压、静脉血压、心室内压等)转换为电信号,然后将这些电信号输入前级放大器或示波器,电信号输出的大小与外加压力大小呈线性关系。

压力换能器的头端是一个半球形的结构,内充抗凝剂稀释液,其内面后部为薄片状的应变元件,组成桥式电路。其前端有两个侧管,一个用于排出里面的气体,另一个与血管套管相连。

(2)使用注意事项。

①注意换能器的工作电压与供电电压是否一致和压力测量范围,对超出检测范围的待测压力不能进行测量。

②进行液体耦合压力测量时,先将换能器透明球盖内充满用生理盐水稀释的抗凝剂稀释液,注意将透明球盖及测压导管内的气泡排净,以免引起压力波变形失真。注液时应首先检查导管是否通畅,避免阻塞形成无效腔,引起高压而损坏换能器。

③压力换能器在使用时应固定在支架上,尽可能保证液压导管的开口处与换能器的感压面在同一水平面上或有一个固定的距离,不得随意改变其位置,以免引起静水柱误差。

④将换能器与主机连接好,启动并预热 15～30 min,将系统调到零位即可进行测量。换能器结构中有调零电位器,可以单独调节零点位置,也可与记录仪或计算机配合调整。测量中如需要进行零位校准,可采用两个医用三通阀分别接于换能器的两个接嘴上,其中一个用来沟通大气压即可。

⑤为了使测量结果准确,使用前需要标定。

⑥严禁用注射器从侧管向闭合测压管道内推注液体;避免碰撞,要轻拿轻放,以免断丝;用后洗净并放在干燥、无菌、无毒、无腐蚀的容器内保存。

2.张力换能器

(1)原理及结构。

张力换能器是利用某些导体或半导体材料在外力作用下发生变形时,其电阻会发生改变的"应变效应"原理,将这些材料做成薄的应变片,配对（R1R3 及 R2R4）,分别贴于金属弹性悬梁臂的两侧,两组应变片中间连一可调电位器 R5,并与一 5V 直流电源相接,构成惠斯登桥式电路。当外力(肌肉收缩)作用于悬梁臂的游离端并使其发生轻度弯曲时,则一组应变片受拉变长,电阻增加;另一组受压缩短,电阻减小。由于电桥臂电阻值的改变,电桥失去平衡,产生电位差,即有微弱的电流输出。将此电流输入示波器、记录仪或计算机生物信号采集处理系统,经放大,就能驱动描笔绘出张力变化(肌肉收缩)的全过程。

(2)使用方法。

根据测量方向,将换能器固定在合适的支架上,既要保证受力方向和力敏感悬梁(弹簧片)的平面垂直,又要保证换能器的受力方向正确。

(3)使用注意事项。

①正式记录前,换能器应预热 10～30 min,以确保精度。

②换能器调零时,不得用力太大。

③实验时不能用猛力牵拉或用力扳弄换能器的悬梁臂,以免损坏换能器。测力时过负荷量不得超过满量的 20%。

④防止生理盐水等溶液渗入换能器。

三、计算机化生物信号采集与处理系统

计算机化生物信号采集与处理系统应用最新的电脑集成化(集成电路和即插即用)和可升级、扩展功能的软件技术,实现了晶体管旧式线路仪器的放大器、示波器、记录仪、刺激器等性能低的仪器经一定组合才可实现的生物信号观测与记录,成为21世纪新一代生物信号采集、放大、显示、记录与分析的功能全面和使用方便的实验系统。计算机化生物信号采集与处理系统适应了当前计算机硬件、软件高速发展和网络化信息技术的需求,其功能得到进一步的完善和扩展。例如,能与 Windows 下的各种类型软件共享,实现强大的图形分析和统计处理,能以各种形式网络化组合建成功能更强大的网络课室,成为能实现"实验数据采集+数据统计分析+多媒体教学+教学管理"一体化的现代化实验教学实验室,适用于现代医学院校生理学实验教学以及相关学科的教学科研工作。

1.计算机化生物信号采集与处理系统的主要特点

与以往电子实验仪器相比,计算机化生物信号采集与处理系统由于充分利用计算机高速处理数据的特性进行高速采样,利用屏幕显示实现示波观察,以及利用软件的功能实现选择性剪辑、统计处理数据的图形分析和统计输出,使输出打印的结果简明扼要。计算机化生物信号采集与处理系统具有以下独特的优点而特别适合于教学科研工作。

(1)应用广。可记录慢速的传感器信号和快速的生物电信号,同时具有台式自动平衡记录仪、多道记录仪、示波器和刺激器的功能。

(2)功能强。通用程控高增益(2~80 000 倍);A/D 转换器、程控刺激器一体化。

(3)操作易。系统软件为 Windows 2000 操作系统或/和图形操作界面,与流行计算机软件一致,使用者会用电脑即会应用。可实现 Windows 下多任务同时执行、软件之间数据共享,可方便地将实验结果分析、统计和实验图形嵌入 Windows 2000 系统支持的 Microsoft Word 等文档编辑软件。

(4)支持网络。可应用最新网络信息技术,实现网络课室教学,实验数据在局域网互相传输,实现实验组之间的数据交流和打印机等资源共享。随时取得网络服务器的教学多媒体等资源,实现教学的自动化和个体化在线辅导。

2.计算机化生物信号采集与处理系统的模块特点

(1)程控放大器。程控放大器放大倍数高、抗干扰,记录的数字化数据可以在实验结束后处理。其抗干扰性、可靠性等指标大大高于普通生物电放大器。同时放大器的增益、滤波和时间常数等仪器参数可以用配置文件快捷设定或在实验时个别调节。

(2)软件系统。模块化程序设计、全中文菜单以及键盘与鼠标兼容的操作方式,易于掌握。多种方式采样,实时存盘,具有数字滤波、自动分析、项目标记、波形编辑、打印输出和在线帮助等功能。

(3)记录的反演与模拟。实验记录内容可以用反演功能反复观察,也可以进一步剪辑

成实验课多媒体课件。一些实验项目有模拟实验内容(实际相当于实验的多媒体课件),便于学生阅览没有安排操作的实验。记录的反演与模拟实验是传统的仪器所不具备的功能,对开展远程教育、扩大学生的知识面很有实用价值。

(4)参数配置。实验前,按实验要求将放大倍数、滤波、时间常数、采样周期和刺激参数选择好,通过实验得到好的效果后,即把当时设置的参数存为软件的配置文件,供以后实验调用。在每次实验结束关机时,本系统将自动保存当时实验参数为默认配置,简化了同类实验的操作步骤。

(5)信息处理。软件系统充分发挥计算机的特点,附有微分、积分、均值、方差、计数、滤波等实验数据统计分析处理功能。操作项目可通过鼠标直接标记在记录曲线上,并可自由编辑、修改或删除其内容。

(6)操作提示。对实验步骤、手术操作及注意事项提供在线智能化提示,随操作过程以文字等形式在提示栏显示,可帮助学生较准确地掌握仪器的应用,提高操作水平,并获得较好的实验记录结果。

第二节　电子刺激器和电刺激隔离器

一、电子刺激器

电子刺激器是能产生一定波形的电脉冲仪(器)。输出的波形有三角波、锯齿波、尖波(针形波)、矩形方波(方波)等。根据刺激引起组织兴奋的三要素(强度对时间变化率、刺激强度和刺激持续时间)均要求到达最小值的特点,矩形方波上升及下降的速度快,波的前缘刺激电流对生物组织是较为有效的刺激,易控制,通过调节其参数(包括刺激强度、持续时间和刺激频率)可给组织器官以不同的刺激,因此矩形方波是较好的刺激形式。

1.刺激方式

(1)单刺激。可为默认选择(计算机控制)或手控刺激,即按一次手动开关,就输出一次刺激脉冲。

(2)双刺激、连续刺激。当选择双刺激或连续刺激时,刺激器会按照实验者设定的刺激参数连续输出刺激脉冲,可以人工控制何时开始、何时终止。

(3)串刺激。在每一个刺激周期内包含 2 个或 2 个以上刺激脉冲。

2.刺激器参数

(1)刺激强度。刺激强度以矩形方波的波幅(方波的高度)表示。可用电压或电流强度表示,电流强度一般从几微安至几十毫安,电压可在 200 V 以内。实验过程中,过强或过弱的刺激都应避免,因为过弱的刺激不能引起组织功能变化,过强的刺激可引起组织内电解和热效应而损伤和破坏组织。在双刺激中,两个刺激脉冲的强度可以相等,也可以不等。

(2)刺激(持续)时间。刺激时间以矩形方波的波宽表示。一般刺激时间从几十微秒至数秒,并采用正负双向刺激方波。采用单向方波刺激时,时间不宜过长,否则也会引起组织内电解和热效应而损伤组织。故实验中应采取最佳的刺激强度和刺激时间的配比。例如，选用波宽为 1 ms 的双向波，方波的振幅以 10 mV 为佳；如波宽减少到 0.5 ms，则振幅可增加到 40～50 mV。

（3）刺激频率。对于连续刺激而言，刺激频率表示单位时间内所含主周期的个数，单位为 Hz，如 5 Hz、20 Hz 等，也可用主周期的时间来表示，如 0.2 s、0.05 s 等。在使用连续刺激时，刺激频率一般少于 1 000 Hz。刺激频率过高，有一部分刺激会落于组织的不应期内，而成为无效刺激。刺激频率随组织的不同而异。一般组织器官的功能实验，刺激频率在 60～100 Hz 为宜。

（4）串长。串长表示以重复的频率不断地输出数个刺激脉冲的（持续）时间。在串长内可调节刺激脉冲的个数和间隔。

（5）同步输出。有时为了保证实验的精确性，要求整个实验系统保持同步工作。例如，要求在刺激器发出刺激脉冲稍前时间内，能发出一个尖脉冲（同步脉冲）去触发示波器或其他仪器，使它们能同步工作。

3. 刺激器使用方法与注意事项

（1）连接好电源线、刺激输出线、同步触发线（当需要触发信号时），接通电源（指示灯亮），根据实验需要选择刺激参数。

（2）在选择刺激参数时，刺激强度和波宽应由小到大逐渐增加，以免刺激过强损伤组织。

（3）刺激器刺激输出的两个端子不可短路，否则会损坏仪器。

（4）要注意频率（或主周期）与延迟、波宽、串（脉冲）的个数和波间隔等的关系。应保证主周期＞延迟＋波宽，或主周期＞延迟＋波间隔×串个数。

二、电刺激隔离器

1. 结构与原理

电刺激隔离器是刺激器的一个重要附件。目前普遍应用的是高频隔离器，它包含一个高频振荡器，振荡频率约为 15 MHz。此振荡器由刺激器的输出电流方波供给其所需能量，刺激器输出方波幅度越大，则振荡越强，振荡电压越大。振荡通过一个高频变压器耦合到次级，经二极管整流和电容滤波后输出。由于振荡频率很高，高频变压器的体积可以很小，对地的分布电容小，隔离效果较好。在方波输出期间，振荡一直持续着，故输出方波没有平顶下降的缺点。另外，振荡频率高，滤波电容可以很小，使脉冲上升、下降时间很短。

2. 用途

生物体各种体液的导电性是相当好的，这使生物体成为一个容积导体。当对实验动物同时进行刺激和记录生物电时，刺激器输出和放大器输入具有公共接地线，一部分刺激电流注入放大器的输入端，使记录器记录到一个刺激电流产生的波形并不是要记录的生物电，这被叫作刺激伪迹，它严重干扰生物电的记录。刺激隔离器是消除伪迹的很重要的方法之一。它使刺激电流两个输出端与地隔离，切断了刺激电流从公共地线返回的可能，使刺激电流更局限在刺激电极的周围,伪迹即可减小。用了刺激隔离器,也比较容易改变容积导体中的电位分布。

三、锌铜弓

锌铜弓实际是一个带有简单锌铜电化学电池的双极刺激电极,常用来检查坐骨神经腓肠肌标本的机能状况。锌铜弓是平行排列的一根粗锌丝/片和一根粗铜丝/片,二者的顶端焊接在一起,固定于电木管内。当锌铜弓与湿润的活体组织接触时,由于 Zn 较 Cu 活泼,易失去电子形成正极,使细胞膜超极化;Cu 得电子成为负极,使细胞膜去极化而兴奋。电流按 Zn→活体组织→Cu 的方向流动。注意:用锌铜弓检查活体标本时,组织表面必须湿润。

第三节　BL-420F 生物机能实验系统

BL-420F 生物机能实验系统是一种智能化的四通道生物信号采集、显示及数据处理系统,它具有记录仪、示波器、放大器、刺激器、心电图仪等传统生理仪器的全部功能。

BL-420F 生物机能实验系统以 Windows 为基础,实现全图形化界面的鼠标操作,此外还具有自动分析、参数预置、操作提示、中文显示、鼠标驱动等功能。

一、BL-420F 生物机能实验系统主界面及窗口简介

使用前必须首先熟悉该系统的主界面及主界面上各个部分的用途。

总体上,主界面从上到下依次分为标题条、菜单条、工具条、生物信号波形显示窗口、数据滚动条及反演按钮区、状态条等 6 个部分。

主界面中间(即"生物信号波形显示窗口"所处水平位置)从左到右主要分为标尺调节区、波形显示窗口和分时复用区 3 个部分。

在左侧的标尺调节区的上方是刺激器调节区。

生物信号显示窗口的右边为控制区和信息区。控制区从上到下可分为 2 个部分:

①4 个通道的参数调节及扫描速度调节与显示区。

②特殊实验标记选择区。

二、BL-420F 生物机能实验系统使用步骤

1.开机

只有当计算机各接口连接完毕后,才能开机。

2.进入"BL-420F 智能型生物信号显示与处理系统"

鼠标左键双击"BL-420F"图标,显示主界面。

3.选择实验项目

鼠标左键单击主界面上方菜单条的"实验项目",打开下拉式菜单,选择实验的系统,再选定具体实验题目。

4.调节屏幕显示方式

根据实验要求,选择单通道全屏显示或多通道同时显示。如要以全屏方式显示某通道

信号,只需用鼠标左键双击该通道任一部位,即完成单通道的全屏显示。如要恢复原来的通道显示,则用鼠标左键双击全屏显示的任一部位。用鼠标可随意拖动每个通道间的横分隔条以调节通道的大小。

5.调节波形显示的参数

根据被观察信号的大小及波形特点,调节该通道的增益、滤波及扫描速度,它们的控制旋钮都位于波形显示窗口的右侧。具体操作如下。

(1)增益。增益即信号波形的放大倍数。将鼠标移动到增益控制旋钮(G)上,单击鼠标左键可使信号波形幅度增大,单击鼠标右键则可使信号波形幅度变小。

(2)高频滤波。作用是使高频噪音衰减而让低频信号通过。高频滤波控制旋钮(F)位于增益控制旋钮的右侧。将鼠标移动到高频滤波控制旋钮上,单击鼠标左键可使滤波频率增高,单击鼠标右键则可使滤波频率降低。

(3)时间常数(低频滤波)。作用是衰减低频噪音而让高频信号通过。将鼠标移动到时间常数控制旋钮(T)上,单击鼠标左键可使滤波频率增高,单击鼠标右键则可使滤波频率降低。

(4)扫描速度调节。将鼠标移动到所调通道的扫描速度调节区位置。在绿色柱的右边单击鼠标一次,扫描速度增快一档;而在黄色柱的左边单击鼠标一次,扫描速度减慢一档。此时该通道扫描速度显示也将同时改变。

6.调节刺激参数

一般情况下,刺激器的参数调节面板以最小化隐藏。当需要调节刺激参数时,用鼠标单击显示窗口左侧的刺激器调节区内"打开刺激器调节对话框"按钮,这时刺激器的参数调节面板将展开在主界面的左方。可根据实验需要调节。调节方法:用鼠标单击某项参数右边的上、下箭头为粗调,点击下边的左、右箭头为细调。根据实验的要求,可选择下列项目。

(1)刺激方式:粗电压、细电压、粗电流、细电流等。

(2)刺激形式:单刺激、双刺激、串刺激等。

(3)刺激强度。

(4)刺激波宽。

(5)刺激频率(或刺激间隔)。

7.施行刺激

实验中,当需要给标本刺激时,用鼠标单击工具条中的"启动刺激"按钮 🔟;需停止刺激时,用鼠标再一次单击该按钮。

8.做刺激标记

在进行实验时常需记录刺激标记,从屏幕的右下角点击"实验标记项",进入特殊实验标记选择区,选择实验项目名称并点击选定后,在屏幕上合适的地方点击一次,即可打上相应的刺激标记。

9.结束实验

当实验完成需要结束的时候,用鼠标单击工具条上的"实验停止命令"按钮 ▣,此时会弹出一个存盘对话框,提示给刚才记录的实验数据输入文件名(文件名自定),点击"保存"。如没输入文件名,计算机将以"Temp. dat"作为该实验数据的文件名,并覆盖前一次相同文件名的数据。

10.实验结果处理

(1)图形反演及选择。实验结果处理须先将存盘记录保存的图形重新播放(即反演)以供处理。

用鼠标单击菜单条上的"文件"项,显示"打开"对话窗口。在文件名表框中找出所需文件并单击,即可打开该文件。主界面的右下角设置有"波形横向展宽"按钮 Ⅳ 和"波形横向压缩"按钮。在反演时,可根据实验的要求,将记录波形进行展宽或压缩,以便在一幅图上获得较理想的曲线。

(2)图形剪辑。

①在实时实验过程或数据反演中,按下"暂停"按钮使实验处于暂停状态,按下"图形剪辑"按钮(右上方剪刀形标记)使系统处于图形剪辑状态。

②对有意义的一段波形进行区域选择,用鼠标选定并按住左键拖动鼠标选择,此时剪辑区域中的被选定区域变黑,松开左键即可进入剪辑页(剪辑窗口)。

③当进行了区域选择以后,图形剪辑窗口出现,上一次选择的图形将自动粘贴到图形剪辑窗口中。

④选择图形剪辑窗口右边工具条上的退出按钮 ▣,退出图形剪辑窗口。

⑤重复上述步骤,剪辑其他波形段的图形,然后拼接成一幅整体图形,此时可以打印或存盘。

(3)输入实验组号及实验人员名单。实验完成,需要在实验结果上打印实验组号及实验人员名单。输入方法:用鼠标单击菜单条上的"编辑"项,弹出菜单,选择"实验人员名单编辑"项并单击,屏幕上将显示"实验人员及实验组号"输入对话框,用键盘输入实验人员名单及组号,最后点击"OK"即可。

(4)打印。在图形剪辑页中,用鼠标单击"打印"按钮,即可由打印机打印出一张剪辑后的图形。

三、BL-420F 生物机能实验系统使用注意事项

(1)在开机状态下,切忌插入或拔出计算机各插口的连线。

(2)切忌液体滴入计算机及附属设备内。

(3)未经允许,不得随意改动计算机系统的设置。

(4)在实验开始记录时,确保在记录状态下,否则数据存盘没有进行,反演时无图形数据记录。

第四节 分光光度计

分光光度计是根据物质对光的选择性吸收来测量微量物质浓度的仪器。其基本原理是溶液中的物质在光的照射激发下,产生了对光吸收的效应。物质对光的吸收具有选择性,不同的物质具有各自的吸收光谱。一束单色光通过溶液时,其能量就会被吸收而减弱。被吸收的光能量与该物质浓度的关系符合朗伯-比耳定律,用公式表示为:

$$T = I/I_0$$

$$A = -\lg T = KbC$$

T 为透光率,I_0 为入射光强度,I 为透射光强度,A 为吸光度,K 为吸收系数,b 为液层厚度,C 为溶液中物质的浓度。由上式可知,当入射光波长、吸收系数和液层厚度不变时,吸光度与溶液中物质的浓度成正比。

分光光度计采用单色器来控制波长。单色器可将连续波长的光分解,从中得到任一所需波长的单色光。常用的波长范围有 $200 \sim 400$ nm 的紫外光区、$400 \sim 760$ nm 的可见光区、$2.5 \sim 25$ μm 的红外光区。

所用仪器为紫外分光光度计、可见光分光光度计(或比色计)、红外分光光度计、原子吸收分光光度计。常用的分光光度计有 721 型、722 型和 751 型。

分光光度计可用于常规的吸光度测定、吸收光谱的扫描、蛋白质含量的测定、核酸含量的测定等。

第四章 医学机能学第一阶段实验

第一节 细胞的基本功能实验

实验一 蟾蜍坐骨神经腓肠肌标本制备

一、实验目的

本实验通过学习制备蟾蜍坐骨神经-腓肠肌标本,掌握组织分离技术等机能实验必要的基本技能。

二、实验原理

两栖类动物的一些基本生命活动与恒温动物相似,但其离体组织所需的生活条件比较简单,易于控制和掌握,因此在机能实验中常用蛙或蟾蜍的离体组织或器官作为实验标本,如蛙或蟾蜍坐骨神经-腓肠肌标本或坐骨神经-腓神经标本,可用来观察和研究兴奋性、兴奋过程、刺激的规律、肌肉收缩及生物电现象等。

三、实验对象

蟾蜍或蛙。

四、实验器材与药品

蛙类手术器械(粗剪刀、手术剪、眼科剪、手术镊、眼科镊)、蛙板、探针、玻璃分针、大头针、烧杯、培养皿、滴管、锌铜弓、任氏液等。

五、实验方法与步骤

1. 破坏脑脊髓

取蟾蜍一只,用自来水冲洗干净。左手握蟾蜍,小指和无名指夹住两后肢,拇指按压背部,中指放在胸腹部,食指下压头部前端使头前俯。右手持金属探针由枕骨沿正中线向脊柱端触划,当触到凹陷处即枕骨大孔处(图 4-1-1),将探针由此垂直刺入,将针折向前方插入颅腔

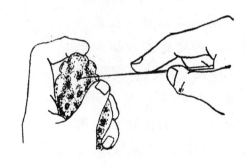

图 4-1-1 探针垂直刺入枕骨大孔

并左右搅动,捣毁脑组织。而后退针至皮下,针尖向后刺入椎管并左右搅动以破坏脊髓。当蟾蜍四肢松软、呼吸消失,则表示脑脊髓被完全毁坏,否则应按上法重复操作。操作过程中要防止毒腺分泌物射至实验者眼内。

2.剪除躯干上部及内脏

在骶髂关节水平以上0.5～1 cm处用粗剪刀剪断脊柱，并将头、前肢及内脏一并剪去（图4-1-2），弃置于污物盆内。仅保留两后肢、腰骶部脊柱及由它发出的坐骨神经丛。

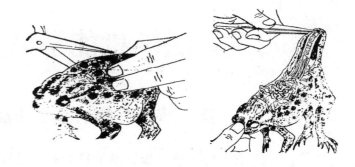

图 4-1-2 剪断脊柱，剪去头、前肢及内脏

3.剥皮

左手持手术镊夹住脊柱端（注意镊子不要夹住或触及坐骨神经），右手捏住其上的皮肤边缘，向下剥掉后肢的皮肤（图4-1-3）。然后将标本放在盛有任氏液的烧杯中备用。

4.清洗用过的器械

将双手及用过的手术器械用自来水洗净，防止蟾蜍皮肤的分泌物对实验者神经肌肉组织的影响。

5.分离两腿

用手术镊从背位夹住脊柱将标本提起，用粗剪刀剪去向上突出的骶尾骨（注意勿损伤坐骨神经），然后沿正中线将脊柱分为两半，并从耻骨联合中央剪开两侧大腿，最后将分离的两腿浸于盛有任氏液的烧杯中。

6.游离坐骨神经

取一侧后肢，腹面向上，用大头针将其固定在蛙板上，沿脊柱侧用玻璃分针分离坐骨神经。再将标本背侧向上固定于蛙板上，用手术镊提起梨状肌并剪断，再沿股二头肌与半膜肌之间的坐骨神经沟分离坐骨神经的大腿部分，用玻璃分针轻轻勾起坐骨神经，剪断其所有分支并一直游离至腘窝部（图4-1-4）。

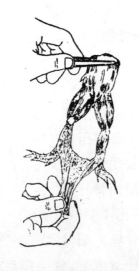
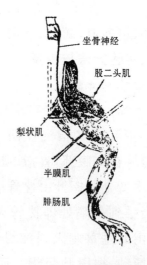

坐骨神经
股二头肌
梨状肌
半膜肌
腓肠肌

图 4-1-3 剥掉蟾蜍后肢皮肤　　**图 4-1-4 游离坐骨神经**

7.制备坐骨神经小腿标本

（1）用手术镊夹住脊椎骨，剪断脊柱并保留两节与坐骨神经相连的椎骨。

（2）将坐骨神经搭在腓肠肌上，用手术剪从膝关节周围向上剪除大腿所有肌肉，将膝关节上方的股骨刮干净,暴露股骨并在距膝关节上 1 cm 处用粗剪剪断(图 4-1-5A)。

8．完成坐骨神经腓肠肌标本

在坐骨神经小腿标本跟腱处穿线结扎,在结扎线以下 0.5 cm 处剪断跟腱。提起结扎线,用玻璃分针分离腓肠肌至膝关节处,在膝关节处将小腿除腓肠肌外的部分剪掉,即制备出一个具有附着在股骨上的腓肠肌和带有支配腓肠肌的坐骨神经的标本,即坐骨神经-腓肠肌标本(图 4-1-5B)。

9．检查标本的兴奋性

用浸有任氏液的锌铜弓迅速接触坐骨神经,若腓肠肌发生收缩,则表示标本的兴奋性良好,即可放入盛有任氏液的培养皿中备用。

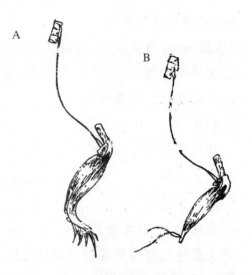

图 4-1-5　坐骨神经小腿标本及坐骨神经-腓肠肌标本制备

六、实验结果

完成标本制备。

七、注意事项

(1)制备神经肌肉标本过程中要注意经常给标本滴加任氏液,防止标本干燥,以免影响标本的正常生理活性。

(2)操作过程中应避免过度牵拉或器械损伤神经或肌肉。

(3)在剪断股骨时应注意保留足够的股骨长度,以利于实验中将标本固定于肌动器上。

(4)凡有结扎线之处应结扎牢固,以免实验中接线滑脱而影响实验。

(5)要用玻璃分针尽量将神经干周围的结缔组织等分离干净,否则将影响之后的实验结果。

八、思考题

(1)神经肌肉标本制备技术对机能实验学有何意义?

(2)为什么在制备神经肌肉标本过程中要经常滴加任氏液?标本干燥将会有何后果?为什么不能用自来水或蒸馏水代替任氏液?

(3)为什么在股骨下段处的坐骨神经周围不应残留过多的破碎肌肉组织?否则标本的兴奋性会有何变化?请拿一块肌肉碎片去接触坐骨神经,观察腓肠肌是否会发生收缩。

实验二　坐骨神经-腓神经标本制备

一、实验目的

学习离体神经干标本的制备,掌握机能实验的基本操作技术。

二、实验对象

蟾蜍或蛙。

三、实验器材与药品

蛙类手术器械、蛙板、探针、玻璃分针、大头针、烧杯、培养皿、滴管、锌铜弓、任氏液等。

四、实验方法与步骤

（步骤1～6同实验一，详见实验一有关内容。）

1. 破坏脑脊髓

2. 剪除躯干上部及内脏

3. 剥皮

4. 清洗用过的器械

5. 分离两腿

6. 游离坐骨神经

7. 分离腓神经（或胫神经）

将坐骨神经游离到膝关节腘窝处后，再向下继续分离。在腓肠肌两侧肌沟内找到胫神经和腓神经，剪去任一分支，分离保留的另一分支直至踝关节以下。

8. 完成神经干标本制备

用线分别在神经干的脊柱端和足趾端结扎，在结扎的远端剪断神经，即制成坐骨神经-腓神经标本或坐骨神经-胫神经标本，将制备好的神经干标本浸泡于任氏液中备用。

五、实验结果

完成标本制备。

六、注意事项

同实验一。

实验三　神经干动作电位的测定

一、实验目的

掌握BL-420F生物机能实验系统及计算机化实验系统的使用方法，了解神经干动作电位的引导方法，观察神经干动作电位的基本波形；并测量分析神经干动作电位。

二、实验原理

兴奋性是生命活动的基本特征之一，刺激作用于机体时，将引起机体产生反应。可兴奋组织对刺激的兴奋反应，首先表现为电活动的变化，即产生动作电位。本实验采用的是细胞外记录方法来引导神经干动作电位，根据引导方法的不同——双极引导或单极引导，分别可引导神经干的双相动作电位和单相动作电位。

三、实验对象

蟾蜍或蛙。

四、实验器材与药品

计算机、BL-420F生物机能实验系统、神经标本屏蔽盒、蛙类手术器械、任氏液等。

五、实验方法与步骤

1. 制备蟾蜍坐骨神经-腓/胫神经标本

同实验二。

2. 实验装置与仪器连接

(1)神经标本屏蔽盒与BL-420F生物机能实验系统连接。电极1、2为刺激电极,与实验系统的刺激输出相连;电极3为接地电极,应妥善接地,其位置应根据实验的情况而调节;电极4、5为引导电极,与实验系统的通道1(CH1)相连。

(2)安放神经干标本。用浸有任氏液的棉球擦拭神经标本屏蔽盒内所有的电极,然后用镊子夹持已制备好的神经干标本两端的线头,将标本安放在电极上,注意应将神经干的中枢端安放在刺激电极上。而将外周端安放在引导电极上。

(3)启动BL-420F生物机能实验系统。打开计算机,BL-420F主界面,依次点击"实验项目""肌肉神经实验""神经干动作电位的引导"。

3. 实验观察

(1)神经干双相动作电位的引导与观察。由弱至强调节BL-420F生物机能实验系统的刺激强度,以一适宜强度的电脉冲刺激神经干。再调节灵敏度和扫描速度到适当位置,此时可在荧光屏上显示出一个双相动作电位。观察该动作电位的波形,辨认动作电位的第一相和第二相,辨认刺激伪迹和潜伏期,分别测量潜伏期、第一相和第二相的时程,测量动作电位第一相和第二相的幅值。

(2)神经干单相动作电位的观察。在观察到神经干双相动作电位的基础上,用镊子在两引导电极(即电极4、5)之间将神经干夹伤,观察此时的波形发生了什么变化。注意:要保持神经干在电极上的位置在夹伤神经干前后不改变。

六、实验结果

按上述方法记录神经干动作电位,并打印结果。

七、注意事项

(1)制备标本时切忌用手或金属器械夹持神经干。

(2)实验过程中应经常给神经干滴加任氏液,保持神经干的湿润。

(3)刺激强度由弱至强,不可直接用过强的刺激,以免损伤神经。

八、思考题

(1)神经干动作电位与单根神经纤维的动作电位有何不同?

(2)双相动作电位引导的原理是什么?

实验四　神经干动作电位阈强度的测定

一、实验目的

观察组织反应与刺激强度之间的关系,加深对阈值、阈强度、阈刺激、阈下刺激等概念的理解,加深对动作电位"全或无"特点的理解。

二、实验原理

刺激要引起组织细胞发生兴奋,刺激强度、刺激的持续时间和刺激强度-时间变化率这3个参数分别应达到某一临界值(阈值)。例如,在刺激的持续时间和刺激强度-时间变化率固定不变时,刚能引起组织兴奋所需的最小刺激强度,称为该组织的阈强度。阈强度是衡量组织兴奋性高低的最常用的客观指标,也常简称为阈值。强度等于阈强度的刺激称为阈刺激,强度小于阈强度的刺激称为阈下刺激,强度大于阈强度的刺激称为阈上刺激。

单根神经纤维对刺激的反应是"全或无"式的。阈刺激可引起该神经纤维产生动作电位;阈下刺激则不会导致动作电位的爆发;在阈上刺激范围内,神经纤维动作电位的幅度不会随刺激强度的增大而增大。

本实验中使用的标本为蟾蜍坐骨神经干,为复合神经干,其中包含许多根神经纤维,因此其与刺激强度的关系具有复合神经干的特点。由于组成神经干的神经纤维的兴奋性高低不一,对于不同强度的刺激,被兴奋而产生动作电位的神经纤维的数目就会不一样,导致神经干复合电位的幅度在一定范围内会随刺激强度的增强而增大。具体情况如下。

(1)阈下刺激。若刺激强度太小,不能引起神经干中的任何一条神经纤维兴奋,因此在屏幕上观察不到任何电位变化。

(2)阈刺激。刺激强度增大到刚能引起神经干中兴奋性最高的那部分神经纤维兴奋,出现实验条件下可分辨的最小电位变化。

(3)阈上刺激。刺激强度大于阈值,此时,随着刺激强度的增强,越来越多兴奋性较低的神经纤维也被兴奋,被兴奋的神经纤维数量相应增多,神经干复合动作电位的幅度就会相应增大。

(4)最大刺激。当刺激强度增大到某一值时,神经干全部的神经纤维都已兴奋,神经干复合动作电位的幅度已达其最大值。此后再增大刺激强度,神经干复合动作电位的幅度也不会再增大。这种能使神经干产生最大复合动作电位的最小刺激强度称为最适强度,具有最适强度的刺激称为最大刺激。

三、实验对象

蟾蜍或蛙。

四、实验器材与药品

计算机、BL-420F 生物机能实验系统、神经标本屏蔽盒、蛙类手术器械、任氏液等。

五、实验方法与步骤

1. 制备坐骨神经-腓/胫神经干标本

同实验二。

2. 实验装置与仪器连接

同实验三。

3.启动 BL-420F 生物机能实验系统

(1)打开计算机,在 BL-420F 主界面依次点击"实验项目""肌肉神经实验""刺激强度与反应之间的关系"。

(2)设置刺激器参数。

模式:细电压。方式:单刺激。延时:最小(0 ms 或 0.05 ms)。

4.实验观察

(1)按实验三的方法引导出神经干动作电位。

(2)在观察到动作电位的基础上,将波宽置于 0.05 ms,减小"强度 1"至 0,然后逐渐增大"强度 1"。观察到当前实验条件下,肉眼能看到的最小动作电位时,记录下该强度的数值。

(3)逐渐增大"强度 1",观察动作电位幅度的变化,直至动作电位幅度不再增大。

(4)整理实验结果。在实验结果中,标注"阈刺激""最大刺激",并应用实验系统的"波形压缩"功能,将有意义的结果集中于同一画面上,进行标注,最后打印。

六、实验结果

按上述方法对实验结果进行编辑,并打印。

七、注意事项

同实验三。

八、思考题

(1)神经干兴奋时所记录到的动作电位的产生是"全或无"的吗?为什么?

(2)刺激伪迹有什么意义?如何辨认刺激伪迹?

实验五　神经干动作电位传导速度的测定及影响因素

一、实验目的

了解测定神经干动作电位传导速度的基本原理和测量方法,加深对兴奋传导及神经传导速度的理解,分析影响动作电位传导速度的因素。

二、实验原理

动作电位依据局部电流的形式沿神经纤维传导,其速度取决于神经纤维的直径、内阻、有髓或无髓等。坐骨神经为混合神经,通过测定复合动作电位经过的距离和时间,即可计算出神经干兴奋传导速度。

三、实验对象

蛙或蟾蜍。

四、实验器材与药品

同实验三。

五、实验方法与步骤

1. 制备蟾蜍坐骨神经-腓/胫神经标本

本实验要求用尽可能长的神经干。应选体型较大的蛙或蟾蜍,标本制备时应尽可能获得较长的神经干,所以制备标本时要特别小心,以免损伤神经。

2. 仪器连接与标本放置

基本同实验三,但增加了一对引导电极(电极6、7)。两对引导电极分别引导神经干上前后两点的动作电位并输入至实验系统的通道1(CH1)和通道2(CH2)。

注意将神经干的中枢端安放在刺激电极端,神经干的外周端安放在记录电极端。

3. 观察项目

(1) 启动BL-420F生物机能实验系统:打开计算机,在BL-420F主界面依次点击"实验项目""肌肉神经实验""神经传导速度的测定"。

运用实验三介绍的方法,分别在通道1和通道2各引导出动作电位,分辨刺激伪迹和两动作电位的第一相起始点。

(2)向实验系统输入电极距离,读出兴奋传导速度。或自己测量计算,方法有2种:

①分别测量刺激伪迹到通道1动作电位的第一相起始点或第二相起始点的时间,计算两时间的差值$t_1 - t_2$(ms);

②测量并计算通道1动作电位第一相起始点与通道2动作电位第一相起始点的时间差$t_1 - t_2$(ms)。

用直尺测量出两对引导电极与第一个电极(电极4和电极6)之间的距离S(mm)。

根据速度公式$v = S/t$,计算出该神经干神经冲动的传导速度。

(3)滴加2%的普鲁卡因1～2滴,观察动作电位传导速度的变化情况。

六、实验结果

测出神经冲动的传导速度。

七、注意事项

制备标本时神经干越长越好。其余注意事项同实验三。

八、思考题

本实验所测出的传导速度能否代表该神经干中所有纤维的传导速度?

实验六　神经干不应期的测定

一、实验目的

观察神经干的不应期现象,加深对相关理论的理解。

二、实验原理

组织在接受一次刺激而兴奋后,其兴奋性将发生一系列规律性的变化,依次经过绝对不应期、相对不应期、超常期和低常期,然后再恢复到正常兴奋性水平。本实验采用双刺激,通过改变两个刺激的间隔时间,检查第二个刺激所引起的反应(神经干动作电位幅值)的大小变化,作为反映该组织兴奋性变化的指标,从而观察组织在兴奋性变化过程中绝对不应期存在的现象。

三、实验对象

蛙或蟾蜍。

四、实验器材与药品

同实验三。

五、实验方法与步骤

1. 启动 BL-420F 生物机能实验系统

打开计算机,在 BL-420F 主界面依次点击"实验项目""肌肉神经实验""神经干不应期的观察"。

2. 引导神经干的动作电位

实验装置与引导方法同实验三。用适宜强度的刺激去刺激坐骨神经干,显示出先后两个动作电位。

3. 逐次缩短两刺激脉冲的时间间隔,观察神经干动作电位幅度的变化

(1)第二个动作电位渐渐地向第一个动作电位靠近,幅度随之变小,直到第二个动作电位消失,即使增加刺激强度也不能引起第二个动作电位。记录下第一个动作电位到第二个动作电位刺激脉冲的间隔时间,即不应期。

(2)随着两刺激脉冲间隔时间的缩短,第二个动作电位的幅度将发生什么变化?记录下第二个动作电位的幅值刚达到与第一个动作电位幅值相等时,两个刺激脉冲的间隔时间(图 4-6-1)。

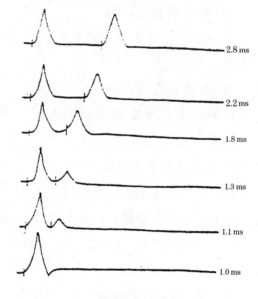

图 4-6-1　神经干不应期的测定

六、实验结果

按上述方法对实验结果进行编辑并打印。

七、注意事项

同实验三。

八、思考题

(1)绝对不应期是等于前后两个刺激的间隔时间,还是等于动作电位的起点与第二个刺激波的间隔时间?为什么?

(2)绝对不应期的存在有何生理意义?其产生机制如何?

实验七　刺激频率与骨骼肌收缩的关系

一、实验目的

观察受不同频率刺激时腓肠肌标本的收缩形式,从而理解刺激频率与骨骼肌收缩之间的关系。

二、实验原理

给神经肌肉标本一个或一连串有效刺激,可使肌肉出现不同的收缩形式。如果刺激是一个或者是间隔时间大于肌肉收缩的缩短期与舒张期之和的一串刺激,可产生一个或一串互相分开的单收缩。当刺激频率增加,两个刺激的间隔时间缩短。如果刺激间隔时间大于缩短期而小于缩短期与舒张期之和,则后一刺激引起的收缩将落在前一刺激引起的收缩过程的舒张期内,肌肉收缩出现不完全的融合,即出现不完全强直收缩。如果刺激间隔时间小于缩短期,则后一刺激引起的收缩将落在前一刺激引起的收缩过程的缩短期内,肌肉收缩出现完全的融合,即完全强直收缩。

三、实验对象

蛙或蟾蜍。

四、实验器材及药品

BL-420F 生物机能实验系统、张力换能器、蛙类常用手术器械、肌动器(肌槽)、蛙板、万能支架、任氏液等。

五、实验方法与步骤

1. 制备坐骨神经-腓肠肌标本

标本制备同实验五。

2. 实验装置及标本安放

将坐骨神经-腓肠肌标本固定在肌动器上,把跟腱结扎线与张力换能器悬梁臂的着力点相连,张力换能器和肌动器固定于万能支架上,使肌肉处于自然拉长的长度,坐骨神经干放置在肌动器的刺激电极上。张力换能器的输出线输入至 BL-420F 生物机能实验系统的通道 1。

3. 启动 BL-420F 生物机能实验系统

打开计算机,在 BL-420F 主界面依次点击"实验项目""肌肉神经实验""刺激频率与反应的关系",出现对话框后选择"现代"或"经典"实验,进入实验的监视状态。

根据实验结果调节填入对话框的数据(主要是刺激强度、刺激频率增量的设置等),以便记录出满意的单收缩曲线、不完全强直收缩曲线和完全强直收缩曲线。

4. 单收缩及其分析

用鼠标单击主界面左上角的"设置刺激器参数",选择单刺激,用鼠标单击"启动刺激开始"按钮,显示出肌肉的单收缩曲线,此时将扫描速度适当加快,再做一个拉长的单收缩曲线,将该曲线波形冻结,用区间测量程序测出该单收缩的缩短期和舒张期的持续时间。

5.双刺激及肌肉的复合收缩

用鼠标单击主界面左上角的"设置刺激器参数",选择双刺激(参考参数:双刺激;强度 1 ＝强度 2,均为 2V;波宽 0.5 ms;延时 0.05 ms)。

根据上述单收缩测量的结果,设置双刺激的间隔时间,分别使两刺激的间隔时间:

(1)大于整个单收缩的时间,即第二刺激落在第一刺激引起的收缩之外。

(2)小于整个单收缩的时间但大于缩短期的时间,即第二刺激落在第一刺激引起的收缩过程的舒张期内。

(3)小于缩短期的时间,即第二刺激落在第一刺激引起的收缩过程的缩短期内。

也可使用逐渐增大两刺激的间隔时间的方法,即由间隔 10 ms 起,每次增量 10 ms,直至大于整个单收缩的时间。

用鼠标单击"启动刺激开始"按钮,显示出一系列的肌肉收缩曲线(图 4-7-1),识别其中的单收缩曲线、复合收缩曲线。

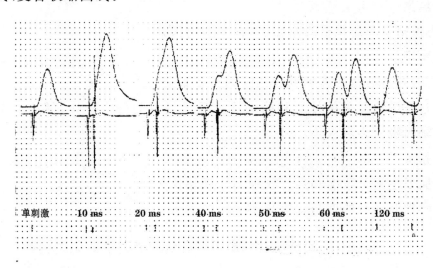

图 4-7-1　双刺激与骨骼肌的复合收缩

6.串刺激和强直收缩

调节适当的串刺激脉冲,参考参数:串刺激;强度 2V,波宽 0.5 ms,延时 0.05 ms,串长 10 或 20,波间隔或频率(两者只调节其中一项)4→8→10→12 等。也可根据上述单收缩测量的结果,设置相邻两刺激的间隔时间,分别同上述 5 之(1)(2)(3)。

用鼠标单击"启动刺激开始"按钮,显示出一系列的肌肉收缩曲线(图 4-7-2),识别其中的单收缩曲线、不完全强直收缩曲线和完全强直收缩曲线。

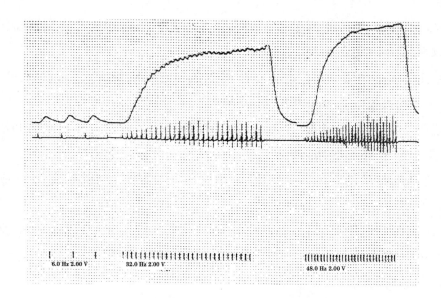

图 4-7-2　连续刺激与骨骼肌的不同收缩形式

六、实验结果

按前述方法对实验结果进行编辑、存盘,最后打印。

七、注意事项

(1)注意爱护标本,每次连续刺激的时间不要太长。

(2)实验过程中要经常给神经和肌肉滴加任氏液以防标本干燥,但肌动器上不能存留太多水分,应随时吸去多余水分。

八、思考题

(1)骨骼肌发生复合收缩和强直收缩的原理是什么?

(2)分析骨骼肌收缩幅度与刺激频率之间的关系。

实验八　骨骼肌动作电位和机械收缩的同时记录

一、实验目的

观察骨骼肌兴奋时的动作电位和机械反应,分析两者之间的相互关系。

二、实验原理

肌肉对刺激肉眼可见的反应是收缩,但在收缩的机械变化出现之前,先出现肌细胞的动作电位(电变化)。动作电位沿肌细胞膜传播,然后通过兴奋-收缩耦联机制才引起收缩反应。当刺激频率较高时,肌肉收缩的机械变化可以发生相互融合而产生强直收缩,肌细胞的动作电位则不会发生相互融合而保持脉冲式的各自分离。

三、实验对象

蛙或蟾蜍。

四、实验器材与药品

BL-420F 生物机能实验系统、张力换能器、双极引导电极、蛙类常用手术器械、肌动器

（肌槽）、任氏液、棉线等。

五、实验方法与步骤

1. 制备坐骨神经-腓肠肌标本

标本制备同实验五。

2. 实验装置及标本安放

(1)肌肉收缩的描记。将坐骨神经-腓肠肌标本固定在肌动器上，把跟腱结扎线与张力换能器悬梁臂的着力点相连，换能器固定于万能支架上，使肌肉处于自然拉长的长度，坐骨神经干放置在肌动器的刺激电极上。张力换能器的输出线输入至 BL-420F 生物机能实验系统的通道 1。

(2)肌电活动的描记。将引导电极与刺激电极相连，刺激电极的金属端插入腓肠肌，引导电极的输入线输入至 BL-420F 生物机能实验系统的通道 2(CH2)。

(3) 启动 BL-420F 生物机能实验系统。打开计算机，在 BL-420F 主界面的"通道选择"中。通道 1 选"张力"，通道 2 选"肌电"。设置刺激器参数：细电压，单刺激，延时最小(0 ms 或 0.05 ms)。选择适当的灵敏度和显示速度。

3. 实验观察

(1)观察骨骼肌动作电位与收缩之间的关系。给神经干以适当强度的单脉冲刺激，此时在通道 1 上显示出肌肉的动作电位，通道 2 上显示出肌肉的机械收缩曲线。显示方式选择"比较显示"，将两组信号都集中在一个画面中显示。通过调节它们的基线，使两者处于适当位置，便于比较。调节适当的扫描速度和灵敏度，观察动作电位与收缩曲线之间的时间先后关系。

(2)观察受连续刺激时肌肉动作电位和机械收缩的变化。

分别给标本不同频率的连续刺激，观察当刺激频率逐渐增高时，骨骼肌动作电位和机械收缩的变化以及两者的相关性(图 4-8-1)，注意观察动作电位是否会发生相互融合，机械收缩是否会发生相互融合，以及动作电位与机械收缩两者之间的相互关系。

4. 结果处理

将实验结果波形按要求进行适当的处理，测量出肌肉动作电位到开始收缩之间的潜伏期。注意：分析电变化与机械收缩两者之间的时间关系时，扫描速度应相应快些；而观察强直收缩的变化时，扫描速度应相应慢些。

六、实验结果

按上述方法对实验结果进行编辑并打印。

七、注意事项

无论是肌肉收缩还是舒张时，引导电极一定要与标本保持良好接触。其余注意事项同实验六。

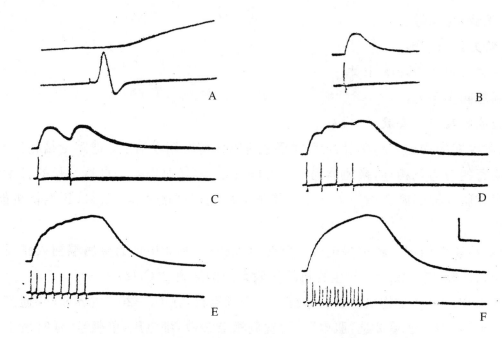

图 4-8-1 骨骼肌的单收缩、不完全强直收缩和完全强直收缩

上方曲线为肌肉收缩曲线,下方曲线为肌肉动作电位记录

八、思考题

(1)骨骼肌受刺激而兴奋时发生了哪些变化?

(2)骨骼肌受刺激而兴奋时,由动作电位开始到机械收缩开始之间的潜伏期中,肌肉内发生了哪些机能活动?

(3)当接受较高频率刺激时,肌肉的动作电位为什么不会相互融合?

第二节 血液循环实验

实验九 蛙或蟾蜍心脏起搏点分析

一、实验目的

通过结扎阻断兴奋传导的方法,观察蛙或蟾蜍心脏起搏点所在部位和蛙心各部位的自动节律性水平。

二、实验原理

部分心肌细胞具有自动节律性,但各部位心肌的自动节律性高低不同,其中自动节律性最高的部位即心脏的正常起搏点。本实验模仿 Stannius 结扎法(1852 年),用阻断心脏内兴奋传导的方法,分析蛙或蟾蜍心脏兴奋传导顺序及不同部位自动节律性的高低。通过改变蛙心各部位的局部温度所产生的不同结果,进一步证明静脉窦是蛙或蟾蜍心脏的起搏点。

三、实验对象

蛙或蟾蜍。

四、实验器材与药品

蛙类手术器械、蛙心夹、滴管、棉线、小试管、任氏液。

五、实验方法与步骤

1. 破坏脑和脊髓

取蛙或蟾蜍 1 只,破坏脑和脊髓。

2. 暴露心脏

将蛙或蟾蜍仰卧固定在蛙板上,用镊子分别提起胸骨和胸壁,依次用剪刀紧贴胸壁剪掉胸骨和胸壁。用小镊子提起心包膜,在心脏收缩时剪开心包膜以暴露心脏。

3. 观察蛙或蟾蜍心脏各部位搏动顺序和跳动频率

从暴露蛙或蟾蜍心脏的腹面看,可见一个心室、左右两个心房、动脉圆锥和左右主动脉干(图 4-9-1A)。心房与心室之间为房室沟。用玻璃分针将心室翻向头侧,可见位于两个心房下端并与之相连的静脉窦(图 4-9-1B)。心房与静脉窦之间的半月形白色条纹称窦房沟。

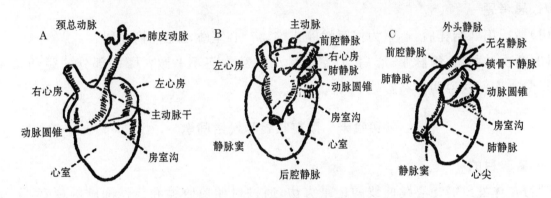

图 4-9-1　蛙或蟾蜍心脏解剖图
A.腹面　B.背面　C.右侧面

观察蛙或蟾蜍心脏的静脉窦、心房、心室的搏动先后顺序后,分别由 3 位同学在统一时间内计数三者的跳动频率。

4. 结扎阻断兴奋传导

(1)斯氏第一结扎。用小镊子在主动脉干下穿一根线备用,用玻璃分针穿过心脏后面,将心尖翻向头端,暴露心脏背部,然后将主动脉干下的备用线在窦房沟处结扎,阻断静脉窦和心房之间的传导,此为斯氏第一结扎。计数此时静脉窦、心房和心室的跳动频率。

(2)斯氏第二结扎。用一根丝线沿房室沟做另一结扎,阻断心房与心室之间的兴奋传导,此为斯氏第二结扎。观察心房、心室及静脉窦跳动的情况,分别计数三者的跳动频率。

六、实验结果

按表 4-9-1 记录蛙或蟾蜍心脏各部位跳动频率。

表 4-9-1 蛙或蟾蜍心脏各部位跳动频率

实验条件	静脉窦/(次/分钟)	心房/(次/分钟)	心室/(次/分钟)
正常状态			
斯氏第一结扎			
斯氏第二结扎			

七、注意事项

(1)剪胸骨和胸壁时,伸入胸腔的剪刀要紧贴胸壁,以免损伤心脏和血管。

(2)提起和剪开心包膜时要细心,避免损伤心脏。

(3)在心脏结扎的操作中,结扎的位置要准确,力量大小要适当。

(4)如果斯氏第一结扎后心房和心室停搏过长,可用玻璃分针给心房或心室做人工刺激,使其恢复搏动后,再计数。

八、思考题

(1)斯氏第二结扎后,心室为何突然停止跳动?心室跳动还能恢复吗?

(2)两次结扎后,静脉窦、心房、心室的跳动次数为何不一致?哪一部分的跳动频率更接近正常心率?这说明什么?

实验十 期前收缩和代偿间歇

一、实验目的

学习在体蛙或蟾蜍心跳曲线的记录方法,通过对期前收缩和代偿间歇的观察,了解心肌兴奋性变化的特点。

二、实验原理

在每次心动周期中,心肌每发生一次兴奋-收缩后,其兴奋性将发生一系列周期性变化。心肌兴奋后其兴奋性变化的特点是有效不应期特别长,相当于整个收缩期和舒张期的早期,在此期间给予任何强大刺激均不能引起心肌兴奋收缩。随后为相对不应期,在此期给予心肌强的刺激可引起心肌兴奋收缩。最后为超常期。后两期均处于心肌舒张期内。在舒张期,如果在窦房结(两栖类为静脉窦)正常节律性兴奋下达以前,给予心室肌一次适当的阈上刺激,可引起一个提前出现的扩布性兴奋和收缩,称为期前收缩或额外收缩,也称早搏。期前收缩也有自己的有效不应期,而随后窦房结传来的正常的节律性兴奋,常常落在这个期前收缩的有效不应期中,因而不能引起心室的兴奋和收缩,心室较长时间地停留在舒张状态,直至下一次窦房结正常的节律性兴奋到达时,才恢复原来的正常的节律性兴奋和收缩。因此,期前收缩后就会出现一个较长时间的舒张间歇期,称为代偿间歇。

三、实验对象

蛙或蟾蜍。

四、实验器材与药品

BL-420F 生物机能实验系统、张力换能器、刺激电极、蛙手术器械、铁支架、双凹活动夹、任氏液、棉线、蛙板、蛙心夹、玻璃小烧杯。

五、实验方法与步骤

1. 仪器装置

用生物机能实验系统的"期前收缩与代偿间歇"实验模块,记录蛙心收缩曲线。

2. 手术操作

取蛙或蟾蜍 1 只,用蛙探针破坏其脑和脊髓,暴露蛙心,用连线的蛙心夹在心舒张期夹住心尖约 1 mm。

3. 观察与记录

(1)记录正常的心跳曲线,并观察心房和心室波段。

(2)分别在心室舒张期的早、中、晚期刺激心室(注意:每刺激一次后,要待心脏恢复正常几个心跳曲线之后再行第二次刺激),观察心跳曲线有何变化,能否引起期前收缩,期前收缩之后是否出现代偿间歇。

(3)以上述同等刺激强度的电刺激,在心室收缩期给予心室一次刺激,观察心跳曲线有无改变。增加刺激强度,在心缩期再给予一次刺激,观察心跳曲线是否发生改变。

六、注意事项

(1)记录曲线时应随时加以说明注释。

(2)实验过程中,应经常用任氏液湿润心脏。

(3)刺激电极应避免短路。

(4)心跳曲线的上升支应代表心室收缩,下降支应代表心室舒张。如相反,则应将换能器倒向。

(5)选择适当的阈上刺激强度时,可先用刺激电极刺激蛙或蟾蜍的腹壁肌肉,以检测强度是否适宜。

七、思考题

(1)期前收缩和代偿间歇产生的原因是什么?

(2)心肌有效不应期长,有何生理意义?

(3)当心率过快或过缓时,期前收缩后是否一定会出现代偿间歇?为什么?

(4)本实验如果结果不理想甚至失败,可能是什么原因导致的?

实验十一 某些因素对离体蛙或蟾蜍心脏的影响

一、实验目的

学习离体蛙或蟾蜍心脏灌流的方法,了解心脏的自动节律性,观察内环境变化及药物、病理因素对心脏活动的影响。

二、实验原理

心脏具有自动节律性。用理化特性近似于血浆的液体灌流动物的离体心脏时，在一定时间内心脏仍具有节律性的舒缩活动。当其内环境的某些理化因素发生改变时，心脏的活动将发生相应的变化。

三、实验对象

蛙或蟾蜍。

四、实验器材与药品

蛙类手术器械、蛙心夹、蛙心插管、万能支架、试管夹、双凹夹、滴管、棉线、小烧杯、BL-420F生物机能实验系统、张力换能器、任氏液、低钙任氏液、0.65％NaCl溶液、2％CaCl$_2$溶液、1％KCl溶液、3％乳酸溶液、2.5％NaHCO$_3$溶液、0.01％肾上腺素、0.001％乙酰胆碱、1％西地兰。

五、实验方法与步骤

1. 暴露心脏

破坏蛙或蟾蜍的脑和脊髓，固定在蛙板上，暴露心脏。

2. 心脏插管

在血管分支前的主动脉和左侧主动脉下各穿一根线，将分支前的主动脉下的线打一松结备用，将左侧主动脉下的线结扎。用左手提起结扎线，用眼科剪在左侧主动脉距分叉部约3 mm处剪一小口，右手将盛有少量任氏液的蛙心插管由此口插入主动脉球，然后稍退出，使尖端沿着动脉球后壁向心室中央方向插入，经主动脉瓣插入心室腔。进入心室的标志是随着心室的搏动，有血液喷入插管，插管的液面随着心搏而升降。将主动脉的松结扎紧，并固定在插管的侧钩上。及时用吸管吸去插管中的血液，多次更换新鲜任氏液。剪断左主动脉，轻轻提起插管和心脏，在心脏的下方绕一根线，将右主动脉、左右肺静脉、前后腔静脉一起结扎（切勿损伤静脉窦）。于结扎线下方剪去所有牵连的组织，将心脏摘出，离体蛙心标本即制成。

3. 仪器连接

用试管夹将蛙心插管固定于万能支架上，将蛙心夹用线连至张力换能器的悬梁臂上，在心脏舒张时将蛙心夹夹在心脏上（注意不要让心脏受到过度牵拉）。将张力换能器连至BL-420F生物机能实验系统的通道1。

4. 启动BL-420F生物机能实验系统

打开计算机，在BL-420F主界面依次点击"实验项目""循环实验""蛙心灌流"。

5. 实验观察

(1)描记正常心搏曲线。

①曲线波动的规律性：代表心搏的节律性。

②曲线的幅度：代表心室收缩的强弱。

③曲线的顶点水平:代表心室收缩的程度。

④曲线的基线:代表心室舒张的程度。

(2)离子浓度改变对心肌活动的影响。

把蛙心插管内的任氏液全部吸出,换入 0.65％NaCl 溶液,观察心搏曲线的变化。待效应明显后,吸出插管内的液体,换入新鲜任氏液。反复数次,使心跳恢复正常。

滴加 2％$CaCl_2$ 溶液 1～2 滴,观察曲线的变化。待效应明显后,换液(方法同上)。

滴加 1％KCl 溶液 1～2 滴,观察曲线的变化。换液(方法同上)。

(3)递质的作用。滴加 0.01％肾上腺素 1～2 滴,观察曲线的变化,换液(方法同上)。滴加 0.001％乙酰胆碱 1～2 滴,观察曲线的变化,换液(方法同上)。如加入乙酰胆碱后心脏停止于舒张状态,换液后,注意将滴管尖端插至插管底部,将滴管中的液体挤入心室,反复数次,将心室内的乙酰胆碱完全清洗出。

(4)pH 变化对心肌活动的影响。

滴加 2.5％$NaHCO_3$溶液 1～2 滴于灌流液中,观察曲线的变化。待作用明显后,换液(方法同上)。

滴加 3％乳酸溶液 1 滴于灌流液中,观察曲线的变化,待作用明显后,再滴加 2.5％$NaHCO_3$溶液 2～4 滴,直至心跳基本恢复正常。

(5)病理因素及药物对心肌活动的影响。把蛙心插管内的任氏液全部吸出,换入低钙任氏液使其成为一个病理心衰模型后,加入 1％西地兰 1～2 滴,观察曲线的变化。

六、实验结果

按上述方法描记各情况下的心搏曲线,对实验结果进行编辑并打印。

七、注意事项

(1)手术中要细心,千万不可损伤静脉窦。

(2)滴加试剂的滴管应专用,绝不能混用。

(3)每次滴加试剂后,应立即用滴管轻轻搅匀,使试剂迅速发挥作用。

(4)每次滴加试剂,应先加 1～2 滴,如作用不明显,再补加。

(5)每次换液时,插管内液面应保持相同的高度。

八、思考题

(1)分析本实验各项结果所产生的原因。

(2)蛙心插管内的液面为何始终要保持同一高度?

实验十二　心血管活动的神经体液调节

一、实验目的

观察神经体液因素及药物对心血管活动的影响,学习哺乳动物动脉血压的直接测量方法。

二、实验原理

正常情况下,人和其他动物的动脉血压是相对稳定的,这是有关的神经反射性调节和体液因素调节经常起作用的结果。

心脏受交感神经和副交感神经支配。心交感神经使心跳加快、房室传导加速、心室收缩加强,从而使心排血量增加、动脉血压升高。支配心脏的副交感神经为心迷走神经,兴奋时使心跳减慢、房室传导减慢、心室收缩减弱,从而使心排血量减少、动脉血压下降。

支配血管的神经为植物性神经,绝大多数属于交感缩血管神经,兴奋时使血管平滑肌收缩、血管口径缩小、外周阻力增加。同时,由于容量血管收缩,促进静脉回流。这些血管反应导致动脉血压升高。当交感缩血管神经的紧张性降低时,血管扩张,外周阻力增大,动脉血压下降。

神经反射性调节中最重要的是来自颈动脉窦和主动脉弓的压力感受性反射。该反射的感受器颈动脉窦和主动脉弓压力感受器感受血压的变化,将信息传入中枢,反射性地改变心脏的活动和外周血管的舒缩,从而影响心排血量和外周阻力,调节动脉血压。

调节心血管活动的体液因素中有肾上腺素和去甲肾上腺素。肾上腺素对 α 受体及 β 受体均能激动。当心肌的 β 受体被激动兴奋时,使心跳加快加强,传导加速,心收缩力增强,心排血量增加(即强心作用)。生理浓度的肾上腺素不仅可使以 α 受体占优势的皮肤血管和内脏血管收缩,还能使以 β 受体占优势的骨骼肌血管舒张,因此对总的外周阻力的影响不明显。去甲肾上腺素主要激活 α 受体和 $β_1$ 受体,因而使外周大多数血管收缩,外周阻力明显增大,动脉血压明显升高(即升压作用)。去甲肾上腺素可作用于心肌 $β_1$ 受体而使心跳加快加强,但整体上,由于它使动脉血压明显升高,通过降压反射增强而引起心率减慢。异丙肾上腺素主要激动 $β_1$ 受体和 $β_2$ 受体,酚妥拉明为 $α_2$ 受体阻断剂,阿托品为 M 受体阻断剂。

三、实验对象

家兔(体重 2～3 kg,雌雄不限)。

四、实验器材与药品

BL-420F 生物机能实验系统、压力换能器、哺乳动物手术器械、动脉插管、动脉夹、双凹夹、铁支架、三通管、保护电极、兔手术台、照明灯、注射器(1 mL 2 支、20 mL 1 支)、有色丝线、纱布、棉球、20％氨基甲酸乙酯、0.01％乙酰胆碱、0.01％去甲肾上腺素、0.01％肾上腺素、0.01％异丙肾上腺素、1％酚妥拉明、0.01％阿托品、生理盐水等。

五、实验方法与步骤

1. 实验装置与连接

压力换能器用试管夹固定于铁支架上,换能器的位置应与实验动物的心脏在同一水平面上。然后将换能器输入至 BL-420F 生物实验系统的通道 1。

压力换能器的另一端与三通管相连。三通管的一个接头与动脉插管相连。在将动脉插管插入颈总动脉前,先用盛有肝素(或柠檬酸钠)的注射器与三通管另一接头相连,旋动三通管上的开关,使动脉插管与注射器相通,推动注射器,使动脉插管内充满肝素(或柠檬酸钠)溶液,然后关闭三通管。

2.仪器调试

(1)按程序进入计算机操作系统。

(2)从 BL-420F 生物实验软件主界面的菜单条"实验项目"栏中选择"循环实验",再从中选择"兔动脉血压调节"项,选定后,监视即开始。

(3)根据实验要求选定各参数适当的数值。

3.动物手术

(1)麻醉、固定及颈正中切口(见急性动物实验常用手术方法)。

(2)分离颈部的神经和血管。用玻璃分针钝性分离右侧的神经和血管以阻断血流、刺激神经。一般先分离减压神经,再分离颈交感神经,最后分离迷走神经和颈总动脉。在各神经和颈总动脉下分别穿过一根不同颜色的丝线备用,以插管测量血压。左侧颈总动脉至少要分离 2～3 cm。在左侧颈总动脉下穿过两根丝线,供结扎和固定动脉插管用。

(3)动脉插管。在左侧颈总动脉的近心端夹一动脉夹,然后结扎其远心端(保留此结扎线头),动脉夹与结扎处一般应相距 2 cm 以上。在结扎端的下方用眼科剪做一斜口,向心脏方向插入动脉插管(插入之前,动脉插管内必须灌满抗凝剂),用已穿好的丝线扎紧插入管尖嘴部分(此处务必扎紧),并以同一丝线在插管的侧管上缚紧固定,以防插管从插入处滑出。

(4)记录血压。一切准备完毕,便可旋动三通管的开关,使动脉插管与压力换能器相通,并移去动脉夹,即可记录出血压曲线。

4.实验观察

(1)正常血压。

(2)牵拉一侧颈总动脉。手持左颈总动脉远心端上的结扎线向下牵拉 5～10 s,观察动脉血压和心率的变化。

(3)夹闭一侧颈总动脉。用套有橡皮管的小止血钳夹闭右侧颈总动脉 5～10 s,观察动脉血压和心率的变化。

(4)刺激减压神经。将右侧减压神经结扎,以中等强度的重复电脉冲刺激其中枢端,观察动脉血压和心率的变化。

(5)刺激迷走神经。将右侧迷走神经结扎、剪断,以中等强度的重复电脉冲刺激其外周端 15 s,观察动脉血压和心率的变化。

(6)静脉注射去甲肾上腺素。从耳缘静脉注入 0.01% 的去甲肾上腺素 0.3 mL,观察动脉血压和心率的变化。

(7)静脉注射肾上腺素。从耳缘静脉注入 0.01% 的肾上腺素 0.15～0.2 mL,观察动脉血压和心率的变化。

(8)静脉注射异丙肾上腺素。从耳缘静脉注入0.01%的异丙肾上腺素0.15～0.2 mL，观察动脉血压和心率的变化。

(9)静脉注射酚妥拉明。从耳缘静脉注入1%的酚妥拉明0.2 mL，观察动脉血压和心率的变化。1 min后重复(6)(7)(8)，分别观察血压的变化程度与(9)有何不同。

(10)静脉注射乙酰胆碱。从耳缘静脉注射0.01%的乙酰胆碱0.2 mL，观察动脉血压和心率的变化。

(11)静脉注射阿托品。从耳缘静脉注射0.01%的阿托品0.1 mL，观察动脉血压和心率的变化。待血压稳定后，再重复(10)，观察血压的变化程度与(11)有何不同。

六、实验结果

将存盘的实验结果反演，选择较好的部分，根据实验的要求，进行"波形横向展宽"或"波形横向压缩"处理。观察动脉血压变化的曲线应进行"波形横向压缩"，以便于比较动脉血压的升降变化；观察心率快慢的变化应进行"波形横向展宽"。将图形剪辑，加以适当的注释和其他信息资料，最后打印。

七、注意事项

(1)在整个实验过程中，注意保持动脉插管与颈总动脉处于平行状态，防止动脉插管刺破动脉管壁。

(2)在进行动脉插管时，确保三通管各通路都保持关闭状态。

(3)每完成一项实验，必须待血压恢复后，才能进行下一项实验。进行实验结果处理时，每一项实验前后一定要有正常血压曲线作为对照。

八、思考题

(1)上述哪些项目所引起的血压变化可以用颈动脉窦和主动脉弓压力感受性反射来解释？如何解释？

(2)切断和刺激颈交感神经会出现什么现象？为什么？

(3)比较拟肾上腺素药作用的异同点。

(4)分析乙酰胆碱降压的作用机制。乙酰胆碱能否作为降压药？

(5)酚妥拉明的降压特点有哪些？

第三节　血液机能实验

实验十三　血细胞的比容测定

一、实验目的

通过本实验，学习测定红细胞比容的方法。

二、实验原理

全血中红细胞所占的容积百分比，称为红细胞比容。将抗凝血放在有容积等分刻度的玻璃管中，用离心沉淀的方法使血细胞和血浆分离。如果离心的时间和转速适宜，则红细胞下沉、彼此压紧而又不改变每一个红细胞的正常形态,这样就可以计算出红细胞在全血中所占的容积百分比。正常成年男子的红细胞比容为 $40\%\sim50\%$,女子为 $38\%\sim45\%$。

三、实验对象

家兔。

四、实验器材与药品

温氏分血管(为长约 11 cm、内径 2.5 mm 且均匀、内底平坦、管壁有刻度的玻璃管)、毛细血管(细部长约 13 cm,口径不超过 2 mm,粗部末端加橡皮乳头)、5 mL 试管 1 支、5 mL 注射器和 8 号注射针、草酸钾、草酸铵、离心机。

五、实验方法与步骤

1. 草酸钾抗凝剂的配制

选择抗凝剂的条件是不能改变全血和红细胞的容积,故不能用溶液形式的抗凝剂,最好用粉末形式的草酸钾和草酸铵混合抗凝剂。配制方法:草酸钾 0.8 g+草酸铵 1.2 g+蒸馏水 100 mL,配成溶液。每 1 mL 血液可用 0.1 mL 混合草酸盐抗凝剂。将液体抗凝剂加入试管内,置于 60~80 ℃烤箱中烘干待用。

2. 采血

可由心室腔或颈总动脉采血。取血 2 mL,拔去注射针头,将血液沿管壁缓缓注入盛有草酸盐抗凝剂的试管,用拇指堵住管口,轻轻倒转试管 2~3 次,使血液与抗凝剂充分混合。用毛细血管从试管内吸取抗凝的全血,然后将吸管插至分血管的底部,慢慢将吸管内的血液注入分血管,逐渐抽出毛细血管并准确地注血到试管的 10 cm 刻度处。进行此移血操作时,要缓慢、仔细,避免溶血。所用的试管、吸管和分血管应清洁。

3. 离心旋转

用天平称量和离心套管筒内加水的方法,使离心机旋转轴两侧相应的两个套筒及其内容物的总容量相等。开动离心机,使其转速逐渐达到 3 000 r/min,30 min 后取出离心管,观察红细胞比容(观察方法见下项),记录基数值。然后,重新将此分血管放入离心机,再以 3 000 r/min 的转速离心 5 min,检查红细胞比容。如与前次记录相同,表明红细胞已被压实,此数值即红细胞比容。

4. 分血管的观察

仔细观察分血管:下段为深红色血柱,这是由红细胞沉淀所形成的;上段为无色或浅黄色液体,这是血浆;在两段之间有一灰白色的薄层,为白细胞和血小板沉积所形成的,应除去不计。自下而上读取红细胞比容。例如,读数为 4.2 cm,即表示 100 mL 血液中红细胞容积占 42 mL。

六、注意事项

(1)抗凝剂应按比例配制,不能在 80 ℃以上烤干,以免草酸盐变为碳酸盐,失去抗凝作用。

（2）离心后，如红细胞表面为一斜面，应垂直静置分血管 3～5 min，待红细胞表面平坦后读取结果数值，或取倾斜部分的平均数。

（3）抗凝血的试管或分血管内有血液时，应加管塞，防止血浆内水分蒸发。

（4）自采血起，应在 2 h 内实验完毕，以免溶血和水分蒸发，影响红细胞比容。

（5）由于草酸铵使红细胞膨胀，草酸钾使红细胞皱缩，故用此两种草酸盐按一定比例混合，可使红细胞容积不改变，是测定红细胞比容较理想的抗凝剂。

七、思考题

（1）为什么常用草酸盐抗凝？

（2）影响血细胞比容的因素有哪些？

实验十四　红细胞渗透脆性测定

一、实验目的

测定人红细胞的渗透脆性，观察红细胞在不同低渗溶液中的情况，加深对渗透压、红细胞渗透脆性等知识的理解。

二、实验原理

正常哺乳类动物红细胞内的渗透压与血浆的渗透压相等（约相当于 0.9％NaCl 溶液的渗透压）。因此，若将正常红细胞悬浮于等渗的 NaCl 溶液中，其形态和容积可不变；若将红细胞悬浮于低渗的 NaCl 溶液中，水将进入红细胞使之膨胀甚至破裂溶解，血红蛋白释出，即溶血。红细胞的这种特性叫红细胞的渗透脆性。各红细胞的渗透脆性不同，能引起一部分红细胞破裂的低渗溶液不一定能引起另一部分红细胞破裂。正常红细胞不是一被置入低渗溶液就破裂，即红细胞对低渗溶液具有一定的抵抗力。刚能引起一部分红细胞破裂的低渗盐水的浓度（正常约为 0.42％NaCl 溶液），可以代表红细胞的最大脆性；使全部红细胞破裂的盐水浓度（正常为 0.3％～0.35％NaCl 溶液），则代表红细胞的最小脆性，通常以这个数值表示红细胞脆性。

三、实验对象

家兔。

四、实验器材与药品

小试管 10 支、2 mL 注射器 1 支、1％NaCl 溶液、蒸馏水、75％酒精、4％碘酒。

五、实验方法与步骤

（1）取小试管 10 支，编号后，按表 4-14-1 所示将各成分加入试管，制成不同浓度的 NaCl 溶液。

（2）分别向各试管内滴入 1 滴血液，将盐溶液与血液充分混合，在室温下放置 1 h，然后观察混合液的色调。

表 4-14-1　不同浓度的 NaCl 溶液配制表

试管号	1	2	3	4	5	6	7	8	9	10
1％NaCl/mL	0.9	0.65	0.6	0.55	0.5	0.45	0.4	0.35	0.3	0.25
蒸馏水/mL	0.1	0.35	0.4	0.45	0.5	0.55	0.6	0.65	0.7	0.75
NaCl/％	0.9	0.65	0.6	0.55	0.5	0.45	0.4	0.35	0.3	0.25

（3）所观察到的现象可分为 3 种：

①小试管内液体完全变成透明红色，说明红细胞完全溶解，即完全溶血。引起红细胞最先溶解的浓度，即为红细胞对低渗溶液的最大抵抗力（表示红细胞的最小渗透脆性）。

②小试管内下层为混浊红色，表示有未溶解的红细胞，而上层出现透明红色，表示部分红细胞被破坏和溶解，称为不完全溶血。开始出现部分溶血的盐溶液浓度，即为红细胞的最小抵抗力（表示红细胞的最大渗透脆性）。

③小试管内液体下层为混浊红色，上层为无色或淡红色的液体，说明红细胞没有溶解。

六、实验结果

记录该实验中红细胞的最小渗透脆性和最大渗透脆性。

七、思考题

（1）红细胞在低渗溶液中为什么会体积膨胀甚至破裂？

（2）红细胞被置于低渗溶液中为什么不会立即破裂？

实验十五　红细胞沉降率的测定

一、实验目的

了解红细胞沉降率实验的方法，观察红细胞沉降现象。

二、实验原理

红细胞沉降率实验也简称血沉，为临床上常用的检验之一。将正常抗凝的血液静置一段时间后，其中的红细胞将发生沉降，但沉降的速度缓慢。这说明正常情况下，红细胞在血浆中有一定的悬浮稳定性。

本实验是把抗凝血置于惠氏（Westergren）沉降管中，然后将标本静置，红细胞由于重力而逐渐向下沉降。通常以第一小时末红细胞下降的距离作为沉降率的指标。在临床上某些疾病可显著地引起患者红细胞沉降率加速，因此红细胞沉降率测定具有一定的临床诊断意义。

三、实验对象

家兔。

四、实验器材与药品

惠氏沉降管、固定架、注射器、3.8％柠檬酸钠溶液。

五、实验方法与步骤

取兔血 10 mL 与抗凝剂充分混合(避免剧烈振荡),取干燥惠氏沉降管,吸上述血至零刻度线为止,把已灌注了抗凝血的惠氏沉降管垂直固定在固定架以后,立即计时。至 1 h 末,读取红细胞下沉的距离,即为红细胞沉降率(mm/h)。

六、注意事项

(1)本实验血液与抗凝剂的容积比规定为 4∶1,抗凝剂应新鲜配制。

(2)自采血起,本实验应在 2 h 内完毕,否则会影响结果的准确性。

(3)沉降管、注射器均应清洁干净。室温应保持在 22 ℃左右。

(4)沉降管不能倾斜,管内不应有凝血和气泡。

(5)沉降率与温度有关,温度越高,红细胞沉降越快。

(6)惠氏法测定的正常值:男性红细胞沉降率为 0~15 mm/h(室温 22 ℃),女性为 0~22 mm/h(室温 22 ℃)。

七、思考题

(1)红细胞沉降率的改变提示血液的何种理化特性发生了变化?

(2)如何证明影响血沉的因素是血浆而不是红细胞?试解释其原因。

(3)为什么在某些疾病时红细胞下沉显著加快?

实验十六　影响血液凝固的因素

一、实验目的

观察血液凝固的现象,了解血液凝固的基本过程,观察某些因素对血液凝固的影响。

二、实验原理

血液凝固过程是一个发生在血浆中由许多因子参加的化学连锁反应,其结果是血液由流体的溶胶状态变成不能流动的凝冻状态。此过程大致可分为 3 个主要阶段。

第一阶段:凝血酶原激活物形成
↓
第二阶段:凝血酶原——→凝血酶
↓
第三阶段:纤维蛋白原——→纤维蛋白

由于凝血酶原激活物的形成有 2 个途径,故可将血液凝固分为内源性凝血和外源性凝血。内源性凝血是指参与血凝过程的全部物质均存在于血液中,外源性凝血则是指在血凝过程中有其他组织的凝血物质(如组织因子)参加。外源性凝血的反应步骤较少、速度较快,因此凝血时间比内源性凝血时间短。本实验在事先暴露血管的条件下直接从动脉抽血,血液几乎没有和组织因子接触,发生的血液凝固过程基本上可以看作是由血浆中的凝血因子所启动的内源性凝血。组织中含有丰富的组织因子,在血液中加入兔肌肉组织悬液后,将启动外源性凝血。

血液凝固过程需要较多因子的参与,因此受许多因素的影响。除凝血因子可直接影响血液凝固过程外,接触面、温度等也可影响血液凝固过程。

三、实验对象

家兔。

四、实验器材与药品

哺乳动物实验手术器械、20 mL 注射器 1 支、小烧杯 2 个、竹签、清洁小试管 9 支、水浴装置、冰块、棉花、石蜡油、滴管、肝素、草酸钾、0.025 mol/L $CaCl_2$ 溶液、组织浸液、生理盐水、氨基甲酸乙酯(乌拉坦)。

五、实验方法与步骤

1. 家兔的麻醉

本实验对家兔施行静脉麻醉,麻醉剂为氨基甲酸乙酯,麻醉剂量为每 1 kg 体重 1 g,常配制成 20% 的水溶液使用。根据家兔的体重计算出麻醉药的剂量,用注射器抽取适量的麻醉剂,对家兔进行麻醉,静脉注射的最常用部位为耳缘静脉。

2. 颈部手术

家兔麻醉后,仰卧固定于兔手术台上。剪去颈前部兔毛,颈部正中切口,分离出一侧颈总动脉,头端用线结扎阻断血流,近心端用动脉夹夹闭动脉,在结扎线下剪一斜形切口,向心方向插入动脉插管,予以结扎固定,备取血用。

3. 做好各项准备工作

按表 4-16-1 做好各试管/烧杯的准备,安排人员分工、计时等。

表 4-16-1 各试管/烧杯的准备

实验条件	凝血所需时间	解释
(1)加棉花少许		
(2)用石蜡油润滑试管表面		
(3)保温于 37 ℃水浴槽中		
(4)放置于冰浴槽中		
(5)竹签搅拌血液(烧杯中)		
(6)加肝素 8 单位(加血后摇匀)		
(7)加枸橼酸钠 1~2 mg(加血后摇匀)		
(8)放组织液 0.1 mL		

4. 取血

打开动脉夹,经颈动脉插管放血入各试管及烧杯,各试管均采血约 1.5 mL,烧杯各采血约 10 mL(一定要一次性采血完毕,多次放血可能会出现血液凝固于插管内而不能再放血)。注意及时计时并将各试管尽快置于相应实验条件下,如摇匀、放入温浴槽、放入冰浴槽等。

5. 实验观察

(1)各因素对血液凝固的影响。每隔 30 s 将各试管轻轻倾斜一次,观察其中的血液是否已凝固。发现其中的血液已呈凝胶状而不再流动时,记录其时间,最后计算出各试管血液凝固所需的时间(在本实验条件下,如超过 30 min 血液仍未凝固则视为"不凝")。

(2)纤维蛋白在血液凝固过程中的作用。在前述放血时,2 个小烧杯中各采血 10 mL 左右。一杯静置观其内血液是否凝固;另一杯则及时用竹签轻轻顺一个方向搅拌,待竹签上缠绕有一团红色血块,将此血块放在自来水流中冲洗,以去除其中的血细胞,观察留在竹签上的纤维蛋白。观察比较 2 个烧杯内血液最终的状况(是否凝固)。

六、思考题

(1)试比较和解释影响血液凝固的各项理化因素。

(2)纤维蛋白原在血液凝固过程中有何作用?

(3)血小板在血液凝固过程中有何作用?

(4)内源性凝血和外源性凝血的主要区别是什么?

第四节　呼吸系统机能实验

实验十七　呼吸运动的调节和急性呼吸功能不全的救治

一、实验目的

学习动物呼吸运动的描记,观察各种因素对呼吸运动的影响,加深理解呼吸运动的调节机制。

二、实验原理

呼吸运动能够自动有节律地进行,主要是由于低位脑干呼吸中枢的功能。体内外各种刺激可以直接或通过化学感受器间接作用于呼吸中枢,改变呼吸运动的频率和深度,以适应机体代谢的需要。

三、实验对象

家兔(体重 2～3 kg,雌雄不限)。

四、实验器材与药品

BL-420F 生物机能实验系统、压力换能器、哺乳动物手术器械、兔手术台、气管插管、马利氏气鼓、注射器(20 mL,5 mL 各 1 支)、50 cm 长的橡皮管 1 根、装有 CO_2 或 N_2 的球胆各 1 个、20%氨基甲酸乙酯溶液、3%乳酸溶液、生理盐水、纱布、线、1%盐酸吗啡、1%尼可刹米。

五、实验方法与步骤

1. 麻醉及固定

20%氨基甲酸乙酯溶液(剂量为每 1 kg 体重 1 g)经家兔耳缘静脉缓慢注入,待家兔麻醉后,将其仰卧于兔手术台上,并固定。

2.颈部手术

(1)颈正中切口。将家兔颈正中、喉以下的毛剪掉,做颈正中切口。用止血钳钝性分离皮下组织,暴露气管。

(2)气管插管。将气管与周围组织钝性分离,在气管上做一"⊥"形切口,插入Y形气管套管,并用线将气管套管结扎固定。

(3)用玻璃分针分离两侧迷走神经,并穿线备用,最后用沾有温热生理盐水的纱布覆盖于颈部创口部位。

3.描记呼吸运动曲线

将压力换能器固定于铁支架上,将橡胶管与气管套管的一侧相连,橡胶管另一侧与马利氏气鼓相连,马利氏气鼓另一端与换能器连接,换能器的输入导线接到BL-420F生物机能实验系统的通道1。

启动计算机,进入Biolap主界面,从实验项目中找出呼吸实验的"呼吸运动调节"项,开始记录。

4.实验观察

(1)实验条件下呼吸运动曲线的频率和幅值。调节实验记录系统的灵敏度和扫描速度等,使所记录呼吸曲线的幅值大小适宜、速度适中。

(2)提高吸入气中CO_2的浓度。取装有CO_2的球胆,将球胆出气胶管的针头靠近兔气管插管的侧管口,以增加吸入气中CO_2的浓度。呼吸出现明显变化后,立即移走球胆出气胶管的针头,停止CO_2的输入,使动物恢复吸正常空气。

(3)提高吸入气中N_2的浓度。提高吸入气中N_2的浓度,实质上导致了吸入气中O_2浓度的降低。取装有N_2的球胆,将球胆出气针头靠近家兔气管插管的侧管口,以提高吸入气中N_2的浓度,造成家兔缺氧。呼吸运动发生明显变化后,移走针头,停止N_2的输入。

(4)血液酸碱度改变对呼吸运动的影响。用5 mL注射器由耳缘静脉注入3%乳酸2 mL,降低血液的pH后,观察呼吸运动的变化。

(5)增大无效腔对呼吸运动的影响。用50 cm长的橡胶管套在气管插管的侧管上,因气管插管的另一侧管已与仪器相连,故动物只能通过长橡胶管通气,这样呼吸的无效腔增大。观察呼吸运动曲线的变化,待呼吸运动发生明显变化后,取下橡胶管。

(6)药物对呼吸的影响。

①1%盐酸吗啡耳缘静脉注射(每1 kg体重0.5～0.6 mL),观察呼吸有何变化。重复实验3,观察比较用吗啡前后的实验结果有何不同。

②将1%尼可刹米耳缘静脉注射(每1 kg体重0.5 mL),观察比较用尼可刹米前后的实验结果有何不同。

(7)迷走神经对呼吸运动的影响。观察实验条件下一段正常的呼吸曲线后,先剪断一侧迷走神经,观察呼吸运动的变化,再剪断另一侧迷走神经,对比观察剪断迷走神经前后呼吸运动频率和深度的变化。

六、实验结果

对存盘的实验结果曲线进行反演,选择有意义的曲线部分进行剪辑,加以适当注释,最后打印。

七、注意事项

(1)麻醉药量应严格计算,注药时应缓慢进行。

(2)耳缘静脉注入乳酸溶液时,务必保证注入静脉血管,如动物麻醉偏浅,应适当追加麻醉药,以防家兔挣扎。

(3)每项实验所描记的呼吸运动曲线均要有正常对照。

八、思考题

(1)CO_2、缺氧、H^+对呼吸运动各有何影响?作用途径是什么?

(2)呼吸无效腔的增大对呼吸有何影响?作用机制是什么?

(3)迷走神经在呼吸运动的调节中有什么作用?如想观察其在呼吸调节中的作用,还可通过刺激迷走神经的方法来观察,实验中应刺激颈部迷走神经的中枢端还是外周端?为什么?

(4)吗啡、尼可刹米对呼吸有何影响?使用时应注意什么?

实验十八　胸内负压与气胸

一、实验目的

学习测定胸膜腔内的压力;观察呼吸运动过程中胸内负压的变化和影响因素;观察气胸后,呼吸运动和胸内负压的变化。

二、实验原理

正常呼吸时,胸膜腔内压低于外界的大气压,故称为胸内负压。胸内负压形成的主要条件有胸膜腔的密闭性和肺的回缩力。在呼吸过程中,胸廓的扩大和缩小引起肺扩张和回缩,肺的回缩力随肺的扩张而增大,随肺的回缩而减小,表现为吸气时胸内负压增大,呼气时则相反。而当人工气胸时,胸膜腔的密闭性受到破坏,胸膜腔内的负压消失,肺的扩张也受到影响。

三、实验对象

家兔(体重$2\sim3$ kg,雌雄不限)。

四、实验器材与药品

BL-420F生物机能实验系统、压力换能器、哺乳动物手术器械、兔手术台、气管插管、20 mL注射器、50 cm长的橡胶管1根、20%氨基甲酸乙酯、生理盐水、纱布、线、胸腔内插管、水检压器。

五、实验方法与步骤

1. 实验装置与连接

胸腔内插管的导管通过一 Y 形管分别与水检压计和压力换能器相连,压力换能器的输入连线连至 BL-420F 生物机能实验系统的通道 1,注意水检压计的零点应与胸壁插入点位于同一水平线上。

启动计算机,进入 Biolap 主界面,从实验项目中找出呼吸运动项目,调节适当的灵敏度和扫描速度。

实验中注意一方面观察计算机显示的曲线变化,另一方面观察从水检压计上读取的数据并做好记录。

2. 动物手术

(1)麻醉与固定。用 20%氨基甲酸乙酯进行麻醉,剂量为每 1 kg 体重 1 g。经家兔耳缘静脉缓慢注入,待家兔麻醉后,仰卧位固定于家兔手术台上。

(2)颈部手术。做颈正中切口,气管插管。

(3)胸部手术。将家兔右侧胸部(相当于右腋前线第四、五肋间区域)的皮毛剪掉,然后将胸内插管针头于右腋前线上的第四、五肋间处,沿第五肋骨上缘穿过胸壁,插入胸膜腔。当看到水检压器水柱随呼吸运动而上下移动时,说明插管针头已进入胸膜腔,应停止进针,并固定针头的位置。

3. 实验观察

(1)实验条件下平静吸气和平静呼气时,胸内负压的数值。

(2)用力或加强呼吸时胸内负压的变化。将 50 cm 长的橡胶管套在气管插管的侧管上,以增大呼吸的无效腔,使动物出现用力呼吸,观察吸气和呼气时胸内负压的数值。

(3)憋气时胸膜腔内压的变化。分别在呼气末及吸气末用手堵住气管插管的侧管开口,使家兔不能吸入或呼出气体而造成憋气,观察此时胸内负压的变化。

(4)人工气胸时的胸膜腔内压和呼吸运动的变化。在剑突部剪掉皮毛,从剑突下剪开腹壁,打开腹腔,用止血钳将剑突往上提,可看到膈肌,观察膈肌及其运动情况,并透过膈肌观察肺的情况。然后用止血钳在右侧膈肌上穿一个孔,观察右侧胸膜腔内压的变化、右肺的回缩状态、呼吸运动和肺通气量的变化。

六、实验结果

对存盘的实验结果进行反演,选择较好的部分进行剪辑,并结合水检压计读取的数据进行注释,最后打印。

七、注意事项

(1)胸膜腔穿刺时,不宜用力过猛,以免造成肺组织损伤出血。

(2)进行憋气实验时,应注意憋气时间不宜过长,以防动物死亡。

八、思考题

(1)胸膜腔内压能否出现正压(即高于外界大气压)? 什么情况下可出现? 其中机制如何?

(2)正常情况下,呼吸运动、胸内负压变化和肺通气量变化是一致的。气胸时三者变化的一致性会发生什么变化? 为什么?

第五节　消化系统机能实验

实验十九　离体消化道平滑肌的生理特性及药物作用的影响

一、实验目的

学习哺乳动物离体器官的灌流实验法,观察消化道平滑肌的一般生理特性及药物对其的影响。

二、实验原理

小肠离体后,置于适宜的环境中,仍能进行节律性活动,并对环境变化做出反应。消化道平滑肌具有自动节律性,较大的伸展性、收缩性,对内环境改变、递质、药物及牵张刺激较敏感。

三、实验对象

家兔。

四、实验器材与药品

BL-420F 生物机能实验系统、张力换能器、HW-400 恒温平滑肌槽、烧杯、台氏液、0.01%肾上腺素、0.01%乙酰胆碱、1 mol/L NaOH、1 mol/L HCl、1%硫酸阿托品、1%匹罗卡品、1%毒扁豆碱、1%组织胺。

五、实验方法与步骤

1. 实验装置的准备

(1)HW-400S 恒温平滑肌槽。实验前将水加入恒温水浴内,将台氏液加入实验药筒及预热药筒高度的 2/3 处,打开电源,将温度设定于 38 ℃左右使其加热至设定温度。

恒温浴槽的换液方法:打开排液伐可使实验药筒中的液体流出,按下加液阀可使台氏液注入实验药筒。

(2)描记装置。通过张力换能器将信号输入实验系统的通道 1。打开计算机,在 BL-420F 主界面依次点击"实验项目""消化系统实验""消化道平滑肌生理特性"。

2. 制备离体小肠标本

用木槌猛击家兔头枕部,使其昏迷,或用氨基甲酸乙酯麻醉家兔使之处于半麻醉状态。立即剖开腹腔找出胃幽门与十二指肠交界处,由此取 20~30 cm 长的肠管。先将与该肠管相连的肠系膜沿肠缘剪去,再将拟取肠管两端分别用线结扎,于结扎两端内侧剪断,取出肠段,置于台氏液中轻轻漂洗。当肠内容物基本洗净之后,将肠管分成数段,每段长 2~3 cm,保存于供氧的 35 ℃左右的台氏液中。

3.标本安装

当实验装置准备妥后,将肠段一端牢固地系在通气管钩上,另一端系在张力换能器的悬梁臂上,此连线必须保持垂直。调节通气量,使空气气泡从通气管呈单个而不是成串逸出,以免振动影响记录。

4.实验观察项目

(1)正常小肠运动曲线。观察离体小肠平滑肌收缩的节律、波形和幅度。注意:收缩曲线的基线代表小肠平滑肌的紧张性,因此实验过程中不要随意移动该基线。

(2)温度改变的影响。

①降温:将浴槽内 38 ℃台氏液全部放出,换为 25 ℃台氏液,观察平滑肌收缩有何改变。当效应明显后再换入 38 ℃台氏液使其恢复正常。

②升温:将浴槽内 38 ℃台氏液全部放出,换为 42 ℃台氏液,观察平滑肌收缩有何改变。当效应明显后再换入 38 ℃台氏液使其恢复正常。

亦可根据室温的具体情况选做以上两项中的任一项。

(3)盐酸的作用。向浴槽内加 2 滴 1 mol/L HCl 溶液,观察小肠平滑肌的反应。当效应明显后,更换台氏液。

(4)氢氧化钠的作用。向浴槽内加 2 滴 1 mol/L NaOH 溶液,观察小肠平滑肌的反应。当效应明显后,更换台氏液。

(5)乙酰胆碱的作用。用滴管吸 0.01％乙酰胆碱向灌流浴槽内滴 1～2 滴。观察到明显效应后,立即换入新鲜台氏液。如此反复数次,以洗涤或稀释残留的乙酰胆碱,使之达到无效应浓度。待小肠运动恢复正常后,进行下一项(以下实验项目的换液方法相同,不再赘述)。

(6)肾上腺素的作用。按上述方法将 0.01％肾上腺素 1～2 滴加入浴槽,观察小肠平滑肌的反应。当效应明显后,立即更换台氏液。

(7)毒扁豆碱的作用。加 1％毒扁豆碱 1～2 滴至灌流浴槽内,观察小肠平滑肌的反应。当效应明显后,更换台氏液。

(8)组织胺的作用。加 1％组织胺 1～2 滴至灌流浴槽内,观察小肠平滑肌的反应。当效应明显后,更换台氏液。

(9)匹罗卡品的作用。加 1％匹罗卡品 1～2 滴至灌流浴槽内,观察小肠平滑肌的反应。当效应明显后,加 1％硫酸阿托品 1～2 滴至灌流浴槽内,观察小肠平滑肌的反应后。继续滴加匹罗卡品,观察结果。

六、实验结果

按上述方法描记各状态下消化道平滑肌的运动曲线,对实验结果进行编辑并打印。

七、注意事项

(1)实验过程中,必须保证标本的供氧及浴槽内台氏液温度恒定(38 ℃)。

（2）灌流浴槽内的液面高度应保持相对恒定。

（3）放大器零点调好后不要再移动旋钮，以免影响记录基线。

（4）上述各药液加入的量为参考数据。若效果不明显，可以适当增加用量。

（5）每次实验效果明显后，应立即放掉含药的台氏液，并冲洗多次，以免平滑肌出现不可逆反应。

八、思考题

（1）哺乳动物离体小肠灌流和离体蟾蜍心脏灌流所需条件有何不同？为什么？

（2）支配肠管平滑肌活动的主要神经有哪些？

（3）分析乙酰胆碱、组织胺、匹罗卡品、毒扁豆碱的作用机制。

（4）为何在给予匹罗卡品的基础上应用阿托品？

第六节　神经与感觉机能实验

实验二十　脊髓反射、反射弧的分析

一、实验目的

通过某些脊髓躯体运动反射，证明反射弧的完整性与反射活动的关系；通过用不同浓度的硫酸溶液刺激蛙趾引起的屈肌反射，学习掌握反射时的测定，了解刺激强度与反射时的关系；以脊蟾蜍的屈肌反射为指标，观察反射活动的某些基本特征，并分析可能神经机制。

二、实验原理

在中枢神经系统的参与下，机体对刺激所产生的具有适应意义的反应过程称为反射。反射活动的结构基础是反射弧。典型的反射弧由感受器、传入神经、神经中枢、传出神经和效应器 5 个部分组成。一旦其中任何一个环节的解剖结构和生理完整性受到破坏，反射活动就无法实现。

在反射活动中，由于神经元特别是中间神经元联系方式的不同，反射活动表现出种种特征，如反射时（从刺激作用于感受器至效应器出现反应所经历的时间）的长短、反射活动空间范围的大小、反射活动持续时间的久暂以及引起反射活动的刺激条件等等。

三、实验对象

蟾蜍。

四、实验器材与药品

硫酸溶液（浓度分别为 0.1%、0.3%、0.5%、1%）、纱布、蛙类手术器械、铁架台、血管钳、秒表、玻璃平皿、肌夹、小碗、小滤纸（约 1 cm×1 cm）、刺激电极 2 个、双输出电刺激器、烧杯。

五、实验方法与步骤

1. 标本制备

取蟾蜍 1 只，破坏蟾蜍脑部，用剪刀由两侧口裂剪去口部上方头颅，制成脊蟾蜍。用肌夹夹住蟾蜍下颌,悬挂在铁架台的支柱上。

2. 实验项目

(1)反射中枢活动的某些基本特征。

①反射时的测定:在平皿内盛适量 0.1% 硫酸溶液,将蟾蜍一侧后肢的一个脚趾尖浸入硫酸溶液,同时按动秒表记录从浸入时起至后肢发生屈曲所需要的时间,并立即将该足趾在水中浸洗数次,然后用纱布拭干。用上述方法重复 3 次(两次实验间隔至少 2 min),注意每次浸入趾尖的深度要一致。3 次所测时间的平均值为此反射的反射时。然后平皿中分别换以 0.3%、0.5%、1% 的硫酸溶液,重复上述测定,比较 4 种浓度硫酸所测的反射时是否相同。

②反射的空间范围(扩散):将一个电极放在蟾蜍后肢的足面皮肤上,先给予弱的连续电刺激,观察发生的反应,然后依次增加刺激强度,观察每次增加强度所引起反射的空间范围有何变化。

③反射的持续时间(后放):在观察反射的空间范围时,还要注意观察随刺激强度的增加,所引起反射持续的时间有何变化,并以秒表计算至刺激停止起到反射活动结束时共持续多少时间。

④阈下刺激引起反射的条件:将两个刺激电极各连接刺激器的输出端,分别与蟾蜍同一后肢相同的皮肤区域接触,用单个电刺激找出引起屈肌反射的阈值,再用略低于此阈值的阈下刺激分别给以单个电刺激,如均不引起反应,则将两个电极放在皮肤的同一区域,距离不超过 0.5 cm,观察同时给予阈下刺激可否引起反射。

另外,只放一个电极在后肢皮肤上,在给一次阈下刺激不能引起反射的情况下,换以连续刺激并依次增加刺激频率,记录最早引起反射的频率,并计算该频率刺激的时间间隔(刺激频率的倒数)。

⑤反射的抑制:用 0.5% 硫酸溶液测定反射时,用止血钳夹住一侧前肢,给一个较强的刺激,待动物安静后再测反射时,观察其有无延长。

(2)反射弧的分析。

①将浸有 1% 硫酸溶液的小滤纸片贴在下腹部,观察双后肢有何反应。

②分别将左、右后肢趾尖浸入盛有 1% 硫酸的小平皿(两侧浸没的范围相等且仅限于趾尖),双侧后肢是否都发生反应?

③沿左后肢趾关节做一环形皮肤切口,将切口以下的皮肤全部剥脱(趾尖皮肤一定要剥干净),再用 1% 硫酸溶液浸泡该趾尖(切不可将其他趾尖浸入),观察该侧后肢的反应。

④将 1% 硫酸纸片贴于左后肢皮肤,观察引起的反应。用清水洗掉纸片及硫酸,擦干皮肤后,将探针插入脊髓腔内反复捣毁脊髓,再重复刚才的实验,结果如何?

六、实验结果

将实验结果记录下来,得出相应结论。

七、注意事项

(1)离断颅脑部位要适当,太高可能保留部分脑组织而出现自主活动,太低也会影响反射的引出。

(2)每次用硫酸溶液或纸片处理后,应迅速用小碗中的清水洗去皮肤上残存的硫酸,并用纱布擦干,以保护皮肤并防止冲淡硫酸溶液。测定反射时的硫酸浓度应由低到高。

(3)施加电刺激时,要区别是通过皮肤刺激传出神经或肌肉引起的局部反应,还是引起的反射性反应。

(4)浸入硫酸溶液的趾尖应仅限于一个,而且每次浸泡的范围也应恒定,切勿浸入太多。

实验二十一　视野测定

一、实验目的

学习视野的测定方法,测定正常人的白、红、黄、蓝、绿各色视野。

二、实验原理

视野是指单眼固定地注视前方一点时所能看到的空间范围。人脑接受来自视网膜的传入信息,进行分辨和整合后,可以看清视野内发光或反光物体的轮廓、形状、大小、颜色、远近和表面细节等情况。在相同亮度情况下,不同颜色视野的大小各不相同,这与面部结构和具有不同感光特性的感光细胞在视网膜上的分布有关。测定视野有助于了解视网膜、视觉传导路和视觉中枢的机能。

三、实验对象

人。

四、实验器材

视野计、各色(白、红、黄、蓝、绿)视标、视野图纸、铅笔。

五、实验方法与步骤

(1)观察视野计的结构(图 4-21-1)并熟悉它的使用方法。

(2)将视野计对着充足的光线放好。令受试者把下颌放在托颌架上,使其受试眼眼眶下缘靠在眼眶托上。调整托颌架的高度,使眼恰与弧架的中心点位于同一水平面上。先将弧架摆在水平位置。遮住另一眼,令受试眼注视弧架的中心点。实验者从周边向中央慢慢移动弧架上插有白色纸片的视标架,随时询问受试者是否看到视标,当受试者回答看到时,就将视标移回一些,然后再向前移,重复试一次。待得出一致结果后,就将受试者刚能看到视标时视标所在的点标注在视野图纸的相应经纬度上。用同样的方法测出弧架对侧刚能看见视标的点,标注在视野图纸的相应经纬度上。

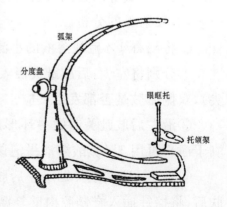

图 4-21-1　视野计的结构

（弧架、分度盘、眼眶托、托颌架）

（3）将弧架转动 45°，重复上述操作步骤。如此继续测 8 个方向，在视野图纸上得出 8 个点。将此 8 个点依次连接起来，就得出白色视野的范围。

（4）按照相同的操作方法，测定红、黄、蓝、绿各色视觉的视野。

（5）依同样的方法，测定另一眼的视野。

六、实验结果

测得各色视野范围。

七、思考题

（1）如何解释各色视野和光亮视野的不同？

（2）试分析视网膜、视觉传导路和视觉中枢机能发生障碍时对视野的影响。

实验二十二　盲点测试

一、实验目的

证明盲点的存在，学习盲点测定的方法，并计算盲点所在的位置和范围。

二、实验原理

视神经经视网膜穿出的部位形成视盘，该处没有感光细胞。外来光投射于此处不能引起视觉，因此将此处称为生理性盲点。由于生理性盲点的存在，视野中也存在生理性盲点的投射区。此区为虚性绝对性暗点，在客观检查时是完全看不到视标的部位。根据物体成像规律，通过测定生理性盲点投射区域的位置和范围，可以根据相似三角形各对应边成正比的定理，计算出生理盲点所在的位置和范围。

三、实验对象

人。

四、实验器材

白纸、铅笔、黑头白杆火柴、尺、遮眼板。

五、实验方法与步骤

（1）取一张白纸贴在墙上，在其中心与眼同一水平处划一"＋"号，使角膜表面与"＋"号的距离为 50 cm。请受试者目不转睛地注视"＋"号。实验者手持火柴端由"＋"号开始慢慢向外侧（颞侧）移动，到受试者刚看不见火柴黑头时，就把火柴头所在位置用铅笔标在白纸上。接着，再将火柴慢慢向外移，到火柴头刚又被看见时，再标下它的位置。在两个标点间连一直线，自其中点起，沿各个方向移动火柴，找出并标出火柴头能被看见的交界点。将所标各点依次连接，可以形成一个大致呈圆形的圈。此圈所包括的区域即为盲点的投射区域。

（2）依据相似三角形各对应边成比例的定理，即可算出视网膜上盲点与中央凹的距离和盲点的直径。

① 由于 $\dfrac{\text{盲点与中央凹的距离}}{\text{盲点投射区与"＋"号的距离}} = \dfrac{\text{节点与视网膜的距离（以 15 mm 计）}}{\text{节点到白纸的距离（以 500 mm 计）}}$，所以盲点

与中央凹的距离(mm)＝盲点投射区域与"＋"号的距离×(15÷500)。

②由于 $\dfrac{\text{盲点的直径}}{\text{盲点投射区域的直径}}=\dfrac{\text{节点与视网膜的距离(以 15 mm 计)}}{\text{节点到白纸的距离(以 500 mm 计)}}$，所以盲点的直径(mm)＝盲点投射区域的直径×(15÷500)。

六、实验结果

测得盲点所在位置与范围。

七、思考题

(1)为什么我们平时感觉不到盲点的存在？

(2)测量盲点有什么临床意义？

实验二十三　声音的传导途径

一、实验目的

学习测定声音的传导途径的方法，比较声音的空气传导和骨传导两种途径的异同点。

二、实验原理

比较声音的空气传导和骨传导两种途径的特征，是临床上常用来鉴别传导性耳聋和神经性耳聋的一种方法。正常人内耳接受的声波刺激主要经由外耳道、鼓膜和听小骨链传入，即空气传导途径。声音亦可由颅骨、耳蜗骨壁传入内耳，即骨传导。正常人空气传导的效率远远高于骨传导。

三、实验对象

人。

四、实验器材

音叉(频率为 256 Hz 或 512 Hz)、棉球。

五、实验方法与步骤

1. 比较同侧耳的空气传导和骨传导(任内氏实验)

(1)室内保持安静，检查者敲响音叉后，立即将音叉柄置于受试者一侧颞骨乳突部，此时受试者可以听到音叉振动的嗡嗡声，且音响随着时间的延续而逐渐减弱，最后听不到。一旦听不到声，检查者立即将音叉移至受试者外耳道口处，此时受试者又可重新听到声音。相反，如将振动的音叉先置于外耳道口处，待听不到声音后，再将音叉柄置于颞骨乳突部，受试者仍听不到声音。这说明正常人空气传导时间比骨传导时间长，临床上称为任内氏实验阳性。

(2)用棉球塞住同侧外耳道(相当于空气传导途径障碍)，重复上述试验，会出现空气传导时间等于或小于骨传导时间，此即称为任内氏实验阴性。

2. 比较两耳的骨传导(魏伯氏实验)

(1)将敲响的音叉柄置于受试者前额正中发际处，比较两耳感受到的声音响度。正常人两耳感受到的声音响度应是相等的。

(2)用棉球塞住一侧外耳道,重复上述实验,两耳感受到的声音响度有何变化?

六、实验结果

任内氏实验与魏伯氏实验结果。

七、注意事项

(1)敲响音叉时不要用力过猛,可在手掌或大腿上敲击,切忌在坚硬物体上敲击。

(2)在操作过程中,只能用手指持住音叉柄,避免叉支与皮肤、毛发等其他物体接触。

(3)音叉放在外耳道口时,应使叉支的振动方向对准外耳道口,并与之相距1~2 cm。

八、思考题

如何通过任内氏实验和魏伯氏实验鉴别传导性耳聋和神经性耳聋?

第五章　医学机能学第二阶段实验

实验一　中药药代动力学的虚拟实验

一、实验目的

通过虚拟软件了解机体对药物的作用过程及其动态变化规律,探讨中药在体内吸收、分布、代谢和排泄的特点及其影响因素。

二、实验方法

利用计算机仿真技术将药代动力学实验做成虚拟软件,供同学们学习了解药物在体内的整个代谢过程以及各种因素对代谢的影响,包括以下几方面:不同给药剂量(1 g、2 g、5 g、10 g)对血药浓度的影响;不同给药途径(口服、肌肉注射、静脉点滴、静脉注射)对血药浓度的影响,观察药物的血浆峰浓度、达峰时间和时量曲线;药物在体内的分布,观察药物在一室、二室的浓度;肝肾功能状态对血药浓度的影响,观察肝肾功能状态对药物吸收和代谢的影响;药物消除半衰期特性曲线,观察药物给药剂量与血药浓度和半衰期的关系;多次给药对血药浓度的影响,观察多次给药达稳态血药浓度时所需给药次数、半衰期及血药浓度的变化情况。

该虚拟软件可节约动物使用量,减少经费,保护动物,实用性强,可以反复实验,无须耗费动物和器材,为学生提供学习基本知识的平台,利于学生巩固理论知识,增强学生学习积极性,加深学生对所学知识的理解,提高学生的操作技能,逐步培养学生的创新能力、科研思维能力和解决问题的应变能力。该仿真实验立题新颖,构思巧妙,采用人机交互的方法实施实验,具有智能性、仿真性、形象性、趣味性等特点,使实验教学效果更上一个台阶。

实验二　药物的 $T_{1/2}$、V_d、Cl 的测定

一、实验目的

以苯酚红为例,学习测定药物血浆半衰期、表观分布容积、清除率等药代动力学参数的基本方法。

二、实验原理

苯酚红静脉注射后,不在体内代谢,主要经肾脏近曲小管分泌排出,属于一室模型一级动力学消除。苯酚红在碱性环境中变为红色,可用分光光度计于 560 nm 处进行定量测定。

三、实验对象

家兔。

四、实验器材与药品

分光光度计、离心机、绷带、婴儿秤、试管（3 支草酸钾抗凝试管、3 支干燥试管）、试管架、移液枪（200 μL、1 mL 各 1 支）、5 mL 注射器 3 支、棉球适量、0.6% 苯酚红、10% 草酸钾溶液、稀释液（9 mg/mL NaCl 29 mL+1 mol/L NaOH 1 mL）。

五、实验方法与步骤

（1）取家兔 1 只，称重。给药前心脏穿刺取血 2 mL，置于草酸钾抗凝试管中，摇匀。

（2）由耳缘静脉注射苯酚红（每 1 kg 体重 6 mg），记录给药时间。于给药后 5 min、15 min 分别由心脏取血 2 mL，置于草酸钾抗凝试管中，混匀。

（3）将以上各试管离心 5 min（转速 1 500 r/min）。

（4）分别从每支试管中吸出血浆 0.2 mL 转移至另外 3 支试管中，再用移液枪分别加入稀释液 3 mL，摇匀。

（5）用给药前的试管做对照调零，用分光光度计于 560 nm 处测每支试管内血浆的光密度（D）。

（6）根据标准曲线方程 $C=88.00D+1.067$ 算出 C_1、C_2（单位均为 mg/L），再根据公式计算出各参数值。

（7）计算公式。

①计算血浆半衰期（$T_{1/2}$，单位：min）：

$$T_{1/2}=\frac{\log 2}{\log C_1-\log C_2}T$$

C_1：第一次取血时的药浓度；C_2：第二次取血时的药浓度；T：两次取血时间间隔（实际操作时的确切时间间隔，单位：min）。

②计算分布容积（V_d，单位：L）：

$$V_d=D_0/C_0$$

D_0：静脉注射进入体内的药量（单位：mg）；C_0：预期零时浓度（单位：mg/L）。

代入以下公式计算：

$$C_0=C_1\times\log^{-1}(0.301\times\frac{t_1}{t_{1/2}})$$

t_1：第一次取血的时间。

③清除率（Cl，单位：L/h 或 L/min）的计算：

$$Cl=V_d\times K$$

K：消除速率常数。$K=0.693/T_{1/2}$，即 $Cl=V_d\times 0.693/T_{1/2}$。

六、注意事项

（1）本实验为定量实验，所加的血样及试剂必须准确。

（2）计算用的 t 应以实际取血时间为准。

（3）离心时应注意取样试管平衡，以免损坏离心机。

（4）分光光度计应提前打开，预热，调零。禁止用手触摸比色皿的光面，若液体流出，只能用擦镜纸擦拭,以免损坏光面,影响测量结果。

七、思考题

(1)检测血药浓度有何临床意义?

(2)影响血药浓度的因素有哪些?

实验三　药物的安全性评价及药物 LD_{50} 及 ED_{50} 的测定

测定药物半数致死量(LD_{50})的方法很多,常用的测定方法有 Bliss 法(简化概率单位法)、Litchfield-Wilcoxon 概率单位图解法、Kaerber 面积法、Dixon-Mood 法(序贯法或上下法)、孙氏改良 Kaerber 法(点斜法)。

简化概率单位法测定硝酸士的宁的 LD_{50}

一、实验目的

掌握 LD_{50} 的测定方法,掌握概率单位法的计算方法,了解急性毒性实验的相关内容及新药安全性评价的内容。

二、实验原理

药物的急性毒性常以 LD_{50} 来表示,即能够引起 50% 的实验动物死亡的剂量。在实验设计合理并严格掌握实验技术的条件下,药物致死量的对数大多在 LD_{50} 的上下形成常态分布,通过计算可求出 LD_{50}。

三、实验对象

小白鼠(体重 18～22 g,雌雄各半)。

四、实验器材与药品

注射器、鼠笼、天平、0.008% 硝酸士的宁溶液、苦味酸溶液。

五、实验方法与步骤

(1)探索剂量范围。取小白鼠 12～15 只,以 3 只为一组,分为 4～5 组。选择一系列剂量,分别按组腹腔注射 0.008% 硝酸士的宁溶液,观察出现的症状并记录死亡数,找出引起 10% 和 90% 死亡率剂量的所在范围。

(2)正式实验。在预实验所获得的 10% 和 90% 致死量的范围内,选用几个等比数列剂量,如每 10 g 体重 0.10 mL、0.12 mL、0.14 mL、0.17 mL、0.20 mL、0.24 mL(剂量间的比例一般为 1∶0.7～1∶0.85),使一半组数死亡率在 10%～50%,另一半组数死亡率在 50%～90%。各组的动物数应相等,一般每组可用 10～20 只,动物的体重和性别要均匀分配。完成动物分组和剂量计算后按组腹腔注射给药。

(3)给药后观察并记录中毒症状,30 min 后清点各组动物的死亡数,计算硝酸士的宁的 LD_{50}、LD_{50} 的可信限和可信限率。

六、实验结果

按表 5-3-1 记录硝酸士的宁 LD_{50}。

表 5-3-1　**硝酸士的宁 LD_{50} 测定结果记录表**

组别	剂量 D	对数剂量 X	死亡数	死亡率 K	概率单位 Y	权重系数 W_c	权重 W
1							
2							
3							
4							
5							

用 2 个剂量时：

$$LD_K = \log^{-1}\left[\frac{I \times (Y_K - Y_1)}{Y_2 - Y_1} + X_1 + \frac{I}{2}\right]$$

$$S_{LD_K} = \frac{2.3 \times I \times LD_K}{(Y_2 - Y_1)^2} \times \sqrt{\frac{4(Y_K - Y_1)^2 + (Y_2 - Y_1)^2}{\sum W}}$$

用 3 个剂量时：

$$LD_K = \log^{-1}\left[\frac{2 \times I \times (Y_K - \bar{Y})}{Y_3 - Y_1} + X_2\right]$$

$$S_{LD_K} = \frac{4.6 \times I \times LD_K}{(Y_3 - Y_1)^2} \times \sqrt{\frac{6(Y_K - \bar{Y})^2 + (Y_3 - Y_1)^2}{\sum W}}$$

用 4 个剂量时：

$$LD_K = \log^{-1}\left[\frac{10 \times I \times (Y_K - \bar{Y})}{3(Y_4 - Y_1) + (Y_3 - Y_2)} + X_2 + \frac{I}{2}\right]$$

$$S_{LD_K} = \frac{23 \times I \times LD_K}{[3(Y_4 - Y_1) + (Y_3 - Y_2)]^2} \times \sqrt{\frac{80(Y_K - \bar{Y})^2 + [3(Y_4 - Y_1) + (Y_3 - Y_2)]^2}{\sum W}}$$

用 5 个剂量时：

$$LD_K = \log^{-1}\left[\frac{10 \times I \times (Y_K - \bar{Y})}{2(Y_5 - Y_1) + (Y_4 - Y_2)} + X_3\right]$$

$$S_{LD_K} = \frac{23 \times I \times LD_K}{[2(Y_5 - Y_1) + (Y_4 - Y_2)]^2} \times \sqrt{\frac{50(Y_K - \bar{Y})^2 + [2(Y_5 - Y_1) + (Y_4 - Y_2)]^2}{\sum W}}$$

LD_K 的可信限 $= LD_K \pm 1.96 S_{LD_K}$ 　（$P = 0.95$）

$\qquad\qquad\quad = LD_K \pm 2.58 S_{LD_K}$ 　（$P = 0.99$）

LD_K 的可信限率 $= \dfrac{1.96 S_{LD_K}}{LD_K}$（$P = 0.95$）

$\qquad\qquad\quad = \dfrac{2.58 S_{LD_K}}{LD_K}$（$P = 0.99$）

LD_K：死亡率为 $K\%$ 时的药物剂量；K：死亡率；X_1、X_2：剂量的对数，从小剂量到大剂量；Y_1、Y_2：各剂量组的动物死亡率转换成概率单位；W_c：权重系数；W：权重；$W = nW_c$（各组动物数×权重系数);n:各组动物数;N:组数;I:剂量间比值的对数。

例:某批胆碱酯酶复活剂 DMO4-Cl$_2$ 腹腔注射给予小白鼠后,3 天内的死亡率见表 5-3-2,试计算其半数致死量和可信限。

表 5-3-2　DMO4-Cl$_2$ 的 LD$_{50}$ 测定结果记录表

剂量 D	对数剂量 X	死亡数/总数	死亡率 K	概率单位 Y	权重系数 W_c	权重 W
100 mg/kg	2.0000	1/10	10%	3.72	0.343	3.43
125 mg/kg	2.0969	6/10	60%	5.25	0.621	6.21
156 mg/kg	2.1937	9/10	90%	6.28	0.343	3.43
Σ				15.25		13.07

$$I=\log\frac{125}{100}=2.0969-2.0000=0.0969$$

$$I=\log\frac{125}{100}=2.0969-2.0000=0.0969$$

$$\bar{Y}=\frac{\sum Y}{N}=\frac{15.25}{3}=5.08$$

$$LD_{50}=\log^{-1}\left[\frac{2\times I\times(Y_K-\bar{Y})}{Y_3-Y_1}+X_2\right]$$

$$=\log^{-1}\left[\frac{2\times0.0969\times(5-5.08)}{6.28-3.72}+2.0969\right]$$

$$=\log^{-1}(2.0969-0.0061)=\log^{-1}2.0908=123.2\ mg/kg$$

$$S_{LD_{50}}=\frac{4.6\times I\times LD_K}{(Y_3-Y_1)^2}\times\sqrt{\frac{6(Y_K-\bar{Y})^2+(Y_3-Y_1)^2}{\sum W}}$$

$$=\frac{4.6\times0.0969\times123.2}{(6.28-3.72)^2}\times\sqrt{\frac{6(5-5.08)^2+(6.28-3.72)^2}{13.07}}$$

$$=\frac{54.915}{6.5536}\times\sqrt{\frac{6.592}{13.09}}=8.379\times0.7096=5.946$$

LD$_{50}$ 的可信限 $=123.2\pm1.96\times5.946=123.2\pm11.6$ (mg/kg) ($P=0.95$)

LD$_K$ 的可信限率 $=\frac{11.6}{123.2}=0.094=9.4\%$

七、注意事项

给药剂量要准确;实验室尽量保持安静;注意观察给药后的各种反应。

序贯法计算戊四氮 LD$_{50}$

一、实验目的

学习序贯法计算 LD$_{50}$ 的方法。

二、实验原理

序贯法在计算 LD_{50} 时并不计算各组死亡率，而是从逻辑学判断。在序贯实验时，动物分布是以 LD_{50} 为中心的正态分布。

三、实验对象

小白鼠（体重 $18\sim22$ g，雌雄各半）。

四、实验器材与药品

注射器、鼠笼、天平、1‰戊四氮溶液。

五、实验方法与步骤

通过预实验确定剂量分组，按等比数列安排剂量。预实验及剂量确定方法同简化概率单位法。实验先从大剂量开始。第一只动物用药后，如果发生死亡，在表中以"＋"记录，下一只动物就降低一级剂量给药；相反，如果动物存活，在表中以"－"记录，下一只动物就用高一级的剂量。依此类推。最后一只动物虽未进行实验，但在表格内仍占位置，以"×"表示。本法所用动物数 n 也应事先定好，一般 $n=10$ 即可获得满意的结果。

计算公式：

$$LD_{50} = \log^{-1}(C/\sum n)$$

本法优点是比较节省动物。缺点是必须一只动物一只动物地进行实验，下一只动物的用药剂量取决于上一只动物的反应情况，实验时间较长。因此本法不适用于药效慢或判断反应需要时间较久的药物。

计算 LD_{50} 时，动物数并非指所有参与实验的动物，而指有分布意义的动物。因此从第一次变号（由"＋"变"－"，或由"－"变"＋"）的前一组开始计算分布数，之前的动物作为探索而不参与计算，而最后一只推算的动物作为有意义的分布，可记入计算。

表 5-3-3　小鼠腹腔注射戊四氮测定 LD_{50} 的实验结果

剂量 D	对数剂量 X	实验结果	S	F	n	nX
125 mg/kg	2.097	＋	0	1	1	2.097
87.5 mg/kg	1.942	＋＋＋＋	0	4	4	7.768
61.3 mg/kg	1.787	－－＋－＋	3	2	5	8.935
42.9 mg/kg	1.632	－	1	0	1	1.632

$\sum n = 11$；$\sum(nX) = 20.432$。

S 为存活数；F 为死亡数。

$\sum n$ 为动物总数；$C = \sum(nX)$。

将表 5-3-3 中的实验数据代入公式计算 LD_{50}，得：$LD_{50} = \log^{-1}(20.432/11) = 72.0$（mg/kg）。

六、注意事项

(1)实验为定量药物效价测定,精确性要求高,在实验过程的各个环节均须准确无误。

(2)动物的种类、品系、体重范围、给药途径及观察时间等因素均可影响 LD_{50},故在报告中应加以说明。

孙氏改良 Kaerber 法测定硫喷妥钠的 LD_{50}

一、实验目的

以硫喷妥钠为例,学习药物 LD_{50} 的测定方法,利用孙氏改良 Kaerber 法计算 LD_{50}。

二、实验原理

ED_{50} 指半数有效量,是引起 50% 实验对象出现阳性反应时的药物剂量。LD_{50}/ED_{50} 的比值称为治疗指数,是药物的安全性指标。此比值越大,药物就越安全。孙氏改良 Kaerber 法的试剂条件是各组实验动物数相等,各组剂量呈等比数列,各组动物的反应率大致符合正态分布。若以 X_m 为最大反应率组剂量的对数,i 为组间剂量比的对数,P 为各组反应率,P_m 为最高反应率,P_n 为最低反应率,n 为每组实验动物数,则:

$$LD_{50} = \log^{-1}\left[X_m - i\left(\sum_P - 0.5\right) + i/4(1 - P_m - P_n)\right]$$

含 0% 及 100% 反应率时:

$$LD_{50} = \log^{-1}\left[X_m - i\left(\sum_P - 0.5\right)\right]$$

LD_{50} 的 95% 可信限 $= \log^{-1}(\log LD_{50} \pm 1.96S)$。

$$S = i\sqrt{\frac{\sum P - \sum P^2}{n-1}}$$

三、实验对象

小白鼠(体重 18~24 g,健康,雌雄均可)。

四、实验器材与药品

硫喷妥钠、小鼠笼、天平、注射器。

五、实验方法与步骤

1. LD_{50} 测定的一般过程

按均一性原则将小白鼠分配于各组。按体重给药(每 10 g 体重 0.1~0.2 mL)。根据药物溶解性状可采用口服、皮下注射、腹腔注射或静脉注射。

(1)先进行预实验。每组 2~3 只动物,各组间剂量的比例为 2∶1,初步摸出 0% 和 100% 死亡的剂量范围。

(2)正式实验。在预实验所得的 0% 和 100% 致死量范围内,选择 5 个剂量(一般用 3~5 个剂量,相邻剂量之间的比例为 1∶0.7~1∶0.8。每组 5~10 只小白鼠给予一个剂量。用药后注意观察中毒症状的各种表现,如兴奋、惊厥、抑制、昏迷及呼吸或心跳停止等等。

记录出现症状的时间及表现、死亡时的症状和时间等。测定 LD_{50} 时,通常给药后要观察 3 ~7 d。根据各组动物的死亡率可用孙氏改良 Kaerber 公式或简化概率单位法算出 LD_{50} 和可信限。

(3)实验时应记录的事项:实验日期,药物名称、规格、批号,溶液的温度,实验时的室温,动物性别、体重,给药方法、剂量,给药后出现症状的时间,死亡时间及症状,死亡率,实验者,LD_{50} 的计算,等等。

2.硫喷妥钠 LD_{50} 测定

(1)预实验:初步摸出小鼠 0% 和 100% 死亡的剂量范围。

(2)配制 6 个不同浓度的硫喷妥钠溶液:1.1%、0.88%、0.704%、、0.56%、0.45%、0.36%。分为 6 组,每个小组取小鼠 10 只,分别腹腔注射上述 6 个浓度的硫喷妥钠(每 10 g 体重 0.2 mL)。给药后观察 60 min 左右,记录动物死亡情况,综合全实验室结果,以表格列出(参照计算例题进行)。

(3)采用孙氏改良 Kaerber 计算公式计算 LD_{50}。

$$LD_{50} = \log^{-1}[X_m - i(\sum P - 0.5)]$$

LD_{50} 的 95% 可信限 $= \log^{-1}(\log LD_{50} \pm 1.96S)$。

$$S = i\sqrt{\frac{\sum P - \sum P^2}{n-1}}$$

六、注意事项

(1)用药剂量(药液容量)、药物浓度必须核算准确,以免给药出现差错。

(2)药物临用时配制,充分溶解,并摇匀。

七、思考题

为什么要报告 LD_{50} 的可信限?

半数有效量的测定

选用体重 17~22 g 的健康小白鼠,雌、雄均可,随机分组,分 3~4 组,每组 5~10 只。每只小白鼠按体重皮下注射给予全致死量(LD_{100})的有机磷化合物。然后各组小白鼠立即腹腔注射不同剂量的阿托品(0.04%~0.005%),各组间剂量按等比(1:0.7~1:0.8)级数排列,使 1/2 组数的死亡率在 10%~50%,而另外 1/2 组数的死亡率在 50%~90%。用简化概率单位法或孙氏改良 Kaerber 公式,求出小白鼠 50% 死亡时的解毒剂剂量,此剂量即为 LD_{50}。

本实验操作步骤同 LD_{50} 的测定。先进行预实验,每组 2~3 只动物,组间剂量比例为 2:1,初步摸出小白鼠中毒后,给予不同剂量解毒剂小白鼠 0% 和 100% 死亡之间的剂量范围。在预实验得出 0% 和 100% 死亡剂量范围的基础上,再进行正式实验,如测定 LD_{50} 那样进行。

实验四　药物急性毒性实验的仿真实验

一、实验目的

学习药物急性毒性实验的测定方法(统计方法)及观察方法,培养科研设计能力;掌握药物急性毒性虚拟实验软件操作。

二、实验仪器设备

计算机、急性毒性虚拟实验软件。

三、实验内容

(1)预实验:给药剂量和给药途径的确定,每组动物数给药后的观察指标。

(2)正式实验:每组剂量间隔的确定,动物数的确定,给药后观察指标与时间。

(3)记录实验结果,计算 LD_{50}。

四、实验方法

(1)按急性毒性虚拟实验软件指导或实验的内容进行。

(2)学生设计出小鼠 LD_{50} 测定的实验方案。

(3)计算机或教师修改学生实验方案后方可进行实验。

(4)学生上机模拟实验。

实验五　香烟毒性实验

一、实验目的

采用水烟斗法制备香烟提取物,观察香烟提取物对小白鼠的急性毒性,分析吸烟对人体的危害。

二、实验原理

烟碱(nicotine)是烟草中的主要成分之一,也称尼古丁,具有很强的毒性。据报道,1 支香烟中的尼古丁可毒死 10 只小白鼠,25 支香烟中的尼古丁能毒死 1 头牛,40～60 mg 尼古丁可使人死亡。尼古丁损害脑细胞,使吸烟者出现中枢神经系统症状;引起血压升高、心跳加快,甚至造成心律不齐、诱发心脏病;引起胃痛及其他胃病;损害支气管黏膜,引发慢性支气管炎;还有致癌作用等。

三、实验对象

小白鼠(体重相近)。

四、实验器材与药品

水烟斗、香烟、1 mL 注射器 2 支、火柴、棉球。

五、实验方法与步骤

(1)香烟提取物的制备。取蒸馏水 4 mL 置于水烟斗内振摇后,用注射器抽取 1 mL 作为对照液。将香烟插入水烟斗,点燃香烟,使烟碱充分溶于水中。

(2)每组取甲、乙、丙 3 只小白鼠,先观察其正常活动后,甲鼠腹腔注射烟碱水溶液 0.3 mL,乙鼠腹腔注射烟碱水溶液 0.8 mL,丙鼠腹腔注射对照液 0.5 mL。观察甲、乙、丙小白鼠的反应有何不同。

六、注意事项

通过水烟斗吸烟时,为获得较高浓度的烟碱溶液,要边吸边振摇,使烟雾溶于液体中。

七、思考题

(1)烟碱致死的原理是什么?

(2)烟碱受体分哪几种? 主要分布在哪些部位? 兴奋时产生什么样的作用? 作用于这些受体的药物有哪些?

实验六　肾功能对药物作用的影响

一、实验目的

观察肾功能对药物作用的影响

二、实验原理

肾脏的主要功能是泌尿,通过泌尿排出体内的代谢产物和毒物,维持机体内环境的稳定。氯化汞可破坏肾脏功能,导致肾损伤,影响排泄功能。

三、实验对象

小白鼠。

四、实验器材与药品

1 mL 注射器 1 支、天平、烧杯、2.5%链霉素溶液、0.1%氯化汞等。

五、实验方法与步骤

取正常和肾功能已损坏(实验前 24 h 腹腔注射 0.1%氯化汞,每 10 g 体重注射0.05～0.08 mL)的小白鼠各 1 只,称重标号。然后分别腹腔注射 2.5%链霉素(每 10 g 体重 0.1 mL),观察小白鼠的活动情况,比较两组小白鼠的差别。

六、思考题

(1)为什么两组小白鼠表现不同? 这有何临床意义?

(2)通过实验可知,肾脏对药物代谢有什么重要性?

实验七　骨髓细胞微核实验

一、实验目的

学会用化学治疗药(环磷酰胺)制备突变模型;学会观察小鼠骨髓嗜多染红细胞(PCE)微核,计算微核率;设计并了解未知药物的抗突变作用。

二、实验原理

微核是当某种化学物作用于间期细胞染色体,导致染色体损伤,染色体断片或整条染色体从纺锤体脱落,当细胞进入下一次分裂的间期时,它们浓缩成的小的核。微核可以出现在多种细胞中,但在有核细胞中较难与正常核的分叶及核突出物相区别。由于红细胞在成熟之前最后一次分离后数小时可将主核排出,而仍保留微核于 PCE 中,因此通常计数 PCE 中的微核。骨髓中 PCE 数量充足,而且微核自发率低,因此,骨髓中 PCE 成为微核实验的首选细胞群。

三、实验对象

小鼠(体重 19～22 g,共 30 只)。

四、实验器材与试剂

器材:显微镜、解剖剪、镊子、止血钳、注射器、灌胃针头、载玻片、盖玻片(24 mm×50 mm)、塑料吸瓶、纱布、滤纸等。

试剂:

(1)小牛血清(灭活):将滤菌的小牛血清置于 56 ℃恒温水浴保温 30 min 灭活。

(2)姬姆萨(Giemsa)染液。成分:Giemsa 染料 3.8 g,甲醇 375 mL,甘油 125 mL。配制:将染料和少量甲醇于研钵里仔细研磨,再加入甲醇和甘油,混合均匀,放置 37 ℃恒温箱中保温 48 h。保温期间,振摇数次,促使染料的充分溶解,取出过滤,2 周后用。

(3)1/15 mol/L 磷酸盐缓冲液(pH 7.4)。成分:$Na_2HPO_4 \cdot 12H_2O$ 19.077 g,KH_2PO_4 1.814 g,加蒸馏水至 1 000 mL,调 pH 至 7.4。

(4)Giemsa 应用液。Giemsa 染液与磷酸盐缓冲液按体积比 1∶6 混合而成。现用现配。

(5)阳性对照剂环磷酰胺。

五、实验方法与步骤

1.染毒

实验分为 5 组:高、中、低剂量未知药物组,模型组,阴性对照组;每组 6 只。每组动物灌胃染毒。模型组用环磷酰胺 40 mg/kg 灌胃,阴性对照组使用等体积的溶剂,实验组分别用高、中、低剂量未知药物与环磷酰胺灌胃。采用 30 h 两次给药法,即两次给受试物间隔 24 h,第二次给受试物后 6 h 取材。

2.骨髓的提取

动物颈椎脱臼处死后,打开胸腔,沿着胸骨柄与肋骨交界处剪断,剥掉附着其上的肌肉,擦净血污,横向剪开胸骨,暴露骨髓腔,然后用止血钳挤出骨髓液。

3.涂片

将骨髓液滴在载玻片一端的小牛血清液滴里,仔细混匀。一般来讲,两节胸骨髓液涂一张片子为宜。然后,按血常规涂片法涂片,长度 2～3 cm。在空气中晾干。若立即染色,需在酒精灯火焰上方稍微烘烤一下。

4.固定、染色

将干燥的涂片放入甲醇液固定 5 min,放入 Giemsa 应用液染色 10～15 min,然后立即用 1/15 mol/L 磷酸盐缓冲液冲洗。

5. 封片

吸附染片上残留的水分，晾干后放入二甲苯透明 5 min，取出，滴上适量光学树脂胶，盖上盖玻片，写好标签。

6. 观察与计数

先在低倍镜下进行观察，选择分布均匀、染色较好的区域，再在油镜下观察计数。PCE 细胞呈灰蓝色，正染红细胞（NCE）呈橘黄色。细胞中含有的微核多数呈圆形，边缘光滑整齐，嗜色性与核质一致，至紫红色或蓝紫色。一个细胞内可出现一个或多个微核。计数 1 000 个 PCE 中含微核的 PCE 数，并且计数 200 个细胞中 PCE 与 NCE 的比值。

六、实验结果

按表 5-7-1 记录实验结果。

表 5-7-1　药物对小鼠骨髓 PCE 微核发生率

组　别	动物数/只	受检细胞数/个	含微核细胞数/个	微核率/‰
高剂量未知药物				
中剂量未知药物				
低剂量未知药物				
阴性对照				
模型组				

实验八　离体子宫平滑肌的生理特性及药物作用的影响

一、实验目的

学会制备小鼠离体子宫平滑肌的方法，观察离体子宫平滑肌的正常活动及缩宫素、益母草煎液、麦角新碱的作用和影响因素。

二、实验原理

子宫离体后，置于适宜的环境中，仍能进行节律性活动。子宫平滑肌具有较大的伸展性、收缩性，对药物、温度变化具有敏感性。本实验将未孕动情期小鼠离体子宫置于合适营养液环境中的自主张力活动，观察缩宫素、益母草、麦角新碱对子宫平滑肌的作用。

三、实验器材与药品

HW-400 恒温平滑肌槽、BL-420F 生物机能实验系统、张力换能器、烧杯、手术剪、眼科剪、眼科镊子、1 mL 注射器、缩宫素（催产素）、麦角新碱、益母草煎剂、乐氏液。

四、实验对象

小白鼠。

五、实验方法与步骤

1. 实验装置的准备

(1)HW-400S 恒温平滑肌槽。实验前将水加入恒温浴槽,将乐氏液加入实验药筒并预热药筒高度的 2/3 处,开电源开关,将温度设定于 38 ℃左右使其加热至设定温度。

恒温浴槽的换液方法:打开排液阀可使实验药筒中的液体流出,按下加液阀可使乐氏液注入实验药筒。

(2)描记装置。通过张力换能器将信号输入实验系统的通道 1。打开计算机,在 BL-420F 主界面依次点击"实验项目""药理实验""垂体后叶素对离体子宫平滑肌的作用实验"。

2. 标本的制作

(1)标本制备。取体重 25 g 以上、处于动情期的雌性小鼠(实验前 1 d 腹腔注射雌激素注射液 0.2 mL,可促使其进入动情期)1 只。脱颈椎处死后剪开腹腔,找出子宫,轻轻剥离。在子宫二角相连处下端剪断,取出子宫,置于有乐氏液的培养皿内,仔细剪除附着在子宫上的结缔组织和脂肪组织。然后将子宫二角相连处剪开,取一角,剪取 2 cm,以线结扎两端,一端固定在浴槽底部,另一端与传感器相连。浴槽的营养液以能浸没子宫为宜。水浴温度为 38 ℃左右,静置 15 min,待子宫适应后,开始实验。

(2)实验装置的准备。

① 打开 BL-420F 智能型生物信号显示与处理系统→输入信号或实验项目→消化实验→消化道平滑肌的生理特性。

② 开始实验(此时启动自动记录)→扫描速度调节为 8 秒/格或 16 秒/格→记录正常曲线,张力调至 0.5~1 g。(实验过程中不要随意点击记录的红色圆点,否则会中断记录。)

3. 按下列顺序给药

(1)催产素。向灌流浴槽内滴催产素(5 U/mL)1~10 滴。观察到明显效应后,放出浴槽内含催产素的乐氏液,换为新鲜的乐氏液。如此反复数次,以洗涤或稀释残留的催产素,使之达到无效应浓度,待子宫平滑肌活动恢复正常后,进行下一项(以下实验项目的换液方法相同,不再赘述)。

(2)麦角新碱。按上述方法将麦角新碱(0.5 mg/mL)1~2 滴加入浴槽,观察子宫运动的反应。当效应明显后,立即更换乐氏液。

(3)益母草煎剂。加 3.5%益母草煎剂 1 mL 至灌流浴槽内,观察子宫的反应。

4. 实验结束

(1)单击"■"停止实验→输文件名→保存→反演→压缩→图形剪辑。

(2)相关内容设置:设置(S)→实验标题(H)→实验人员(P)→实验相关数据(R)。

(3)打印设置:文件(F)→打印预览(V)→4 张/组→打印设置(R)→属性(P)→自定义(S)省墨→打印(P)→打印份数(C)。

六、实验结果

对结果进行图形分析。

七、注意事项

(1)实验过程中,必须保证标本的供氧及浴槽内乐氏液温度恒定(38 ℃)。

(2)乐氏液每次要注意恒量,而且要注意浴槽的温度。

(3)换液后,必须待曲线平稳后才能加入下一种药物。

八、思考题

(1)根据张力曲线,不同剂量的催产素对子宫收缩各有什么作用?

(2)催产素、麦角新碱和益母草对子宫的作用特点各是什么? 它们在临床上有什么应用?

虚拟实验:子宫平滑肌的生理特点及其影响因素

通过虚拟软件介绍该实验的目的、原理、试剂器材、方法、结果。实验原理中介绍了作用于子宫平滑肌的各种药物及其作用原理和作用特点,实验器材中介绍了各种实验器械的使用方法及用途等,实验方法中介绍了制作离体子宫平滑肌的方法以及使用 BL-420F 实验系统方法,实验结果中一一介绍了子宫兴奋药和抑制药对子宫的作用特点,给学生提供直观的学习素材,有利于教学,同时又节约了大量的动物。

实验九　心律失常模型与药物的抗心律失常作用

一、实验目的

学习常用家兔实验性心律失常模型的制备方法,了解肾上腺素所致心律失常的方法,观察分析药物的抗心律失常作用。

二、实验原理

诱发心律失常的方法很多,包括以下几类:

①药物诱发心律失常。如氯仿致小鼠室颤,氯仿-肾上腺素致家兔室性心律失常,哇巴因、乌头碱、氯化钡等诱发室性心律失常,乙酰胆碱诱发房颤,等等。

②电刺激诱发心律失常。电刺激下丘脑或直接刺激心脏。

③冠脉结扎诱发心律失常。

肾上腺素是 β 受体的激动剂,可作用于心肌、传导系统和窦房结的 β_1 受体,加强心肌收缩性,加速传导,加速心率。如剂量太大或静脉注射太快,可引起心律失常,出现期前收缩,甚至引起心室纤颤。

三、实验对象

家兔。

四、实验器材与药品

BL-420F 生物信号传导系统、兔手术台、缚带 4 条、套针 1 个、10 mL 注射器 1 支、5 mL

注射器 1 支、1 mL 注射器 3 支、婴儿秤、胶布、棉球、0.025% 肾上腺素、0.1% 心得安、25% 乌拉坦、0.1% 阿托品、生理盐水。

五、实验方法与步骤

肾上腺素诱发家兔心律失常法:家兔称重,以乌拉坦(每 1 kg 体重 1 g)静脉麻醉,然后固定于兔手术台上,连接 BL-420F 生物信号传导系统,将电极按要求插至四肢皮下(红色电极插至右前肢、黄色电极插至左前肢,绿色电极插至左后肢,黑色电极插至右后肢),心电引导电极输入端插头与 BL-420F 系统前面板 ECG 全导联心电接口连接好。然后用鼠标选择实验项目"生理实验"菜单中的"全导联心电"菜单项,即可在显示屏上观察到实验动物的心电图。调整有关实验参数,观察和描记家兔正常的心电图,然后依下列顺序给药。

(1)耳缘静脉快速注射 0.025% 肾上腺素(每 1 kg 体重 0.2 mL),10 s 注射完毕,能出现心律失常(为室性早搏,室性心动过速)并持续 2~3 min,5~6 min 恢复窦性心律。以 BL-420F 系统观察并记录 30 s、1 min、2 min、3 min、4 min、5 min 的心电图。

(2)耳缘静脉缓慢注射心得安(每 1 kg 体重 0.5 mg),2 min 注射完毕,以上述方法观察并记录其结果。

(3)耳缘静脉快速注射肾上腺素,剂量、操作、观察、记录均同(1)。

(4)耳缘静脉注射阿托品(每 1 kg 体重 1 mg),记录心电图 1 次。

(5)耳缘静脉快速注肾上腺素,剂量、操作、观察、记录均同(1)。

六、注意事项

(1)注射速度要掌握好,否则不易出现预期的结果。注射肾上腺素速度要快,引起心律失常时间很短,要及时观察。

(2)右上肢连红色连线,右后肢连黑色连线,左上肢连黄色连线,左后肢连绿色连线。

(3)每次给药后,待心电图稳定后再给下一种药物。

七、思考题

(1)为何常选用肾上腺素诱发家兔心律失常? 试与去甲肾上腺素、异丙肾上腺素比较。

(2)3 次应用肾上腺素的目的分别是什么? 试以受体学说分析。

(3)在注射心得安抗心律失常后,再由耳缘静脉注射肾上腺素,未出现异位性心律,但出现窦性心动过缓,请分析原因。

实验十　高钾血症及抢救

一、实验目的

观察高钾血对心脏的毒性作用;了解和掌握高血钾心电图改变的特征。

二、实验原理

钾是体内最重要的无机阳离子之一。钾在细胞新陈代谢的维持、细胞静息膜电位的形成及酸碱平衡调节方面起着重要作用。机体每天钾的摄入量常大于其细胞外液总钾量,但通过体内完善的排钾机制,避免了钾在体内的潴留,防止高钾血症对机体的影响。钾代谢障碍,如高钾血症或低钾血症,对心脏功能的影响极大,严重时可导致心跳停止。

三、实验对象

家兔(体重 2～3 kg,雌雄不限)。

四、实验器材与药品

20％氨基甲酸乙酯、5％KCl 溶液、10％KCl 溶液、BL-420F 生物信号采集系统、5 mL 注射器、小儿头皮针、手术剪刀。

五、实验方法与步骤

1. 动物麻醉

动物称重后,用 20％乌拉坦溶液按每 1 kg 体重 5 mL 剂量给药,由耳缘静脉缓慢注入,防止麻醉过深,麻醉后动物仰卧固定在兔手术台上。

2. 手术与插管

颈部剪毛,沿甲状软骨下正中切开皮肤约 6 cm,分离右侧颈外静脉和左侧颈总动脉并插管。颈动脉导管用于取血;颈外静脉导管用三通管连接静脉输液装置,注意保持管道通畅;气管插管。

3. 测正常血钾浓度

颈总动脉取血 1 mL,用分光光度计测动物实验前的血清钾浓度。

4. 心电描记头胸导联

将红色电极插在颏部皮下,黄色电极插在胸壁相当于心尖的部位。

5. 高钾血症的复制

通过颈外静脉和输液装置,缓慢滴注 5％的 KCl 生理盐水溶液,同时密切观察各项指标并及时记录。出现 P 波低平、增宽,QRS 波群压低变宽和高尖 T 波后,立即取血 1 mL 做血钾浓度测定,并开始实施抢救。

6. 自行设计和实施抢救治疗方案

在滴注 KCl 生理盐水溶液之前,必须选择和准备好抢救药物,包括 10％葡萄糖酸钙溶液(静脉推注),或 4％NaHCO₃ 溶液(静脉滴注),或葡萄糖胰岛素溶液(静脉滴注)。并用头皮针准备好耳缘静脉输注通道。

在心电图出现典型高血钾改变后立即实施抢救,通过耳缘静脉快速注入抢救药物。如果 10 s 内无法输入抢救药物,救治效果欠佳。实施各项抢救项目后,待心电图基本恢复正常时再次由颈总动脉采血 1 mL,测定救治后的血钾浓度(注意:每实施一项抢救方法后均需采血测定血钾浓度)。

最后,注入致死量 10％ KCl,开胸观察心脏停搏时的状态。

六、实验结果

对于存盘的实验结果曲线进行反演,选择较好的曲线部分进行剪辑,加以适当的注释,最后打印。

七、思考题

(1)血钾升高会出现哪些心电图变化？发生机制是什么？

(2)分析你所选择的药物抢救高钾血症的机制。

(3)严重高钾血症使心脏停搏在何种状态？为什么？

实验十一 缺氧与影响缺氧耐受性的因素

一、实验目的

学习人工复制缺氧动物模型的实验方法；观察各种缺氧的表现，讨论其发生机制。

二、实验原理

供氧减少或氧利用障碍导致机体代谢、功能甚至形态结构可能发生异常变化，这一病理过程称为缺氧。根据缺氧的原因和发病机制，缺氧可分为 4 种类型，即低张性缺氧(乏氧性缺氧)、血液性缺氧、循环性缺氧和组织性缺氧。

三、实验对象

小白鼠。

四、实验器材与药品

小白鼠缺氧瓶(或 125 mL 带塞广口瓶)3 只、秒表 1 块、止血钳 2 把、1 mL 注射器 2 支、10 mL 注射器 1 支、剪刀、镊子、钠石灰($NaOH \cdot CaO$)、CO、5%$NaNO_2$ 溶液、生理盐水。

五、实验方法与步骤

1. 低张性缺氧

取 2 只体重相近的健康小白鼠，分别置于 2 只密闭的广口瓶内(其中一瓶内放钠石灰约 5 g)，同时封闭两瓶口，记录时间并观察比较动物的表现及存活时间。当动物死亡时，观察记录其皮肤黏膜颜色的改变。

2. 血液性缺氧

(1)CO 中毒。将 1 只小白鼠放入广口瓶，观察其一般表现，然后将抽取至注射器中的 10 mL CO 气体快速注入广口瓶，立即盖上瓶塞，观察动物表现及皮肤黏膜颜色改变。

(2)$NaNO_2$ 中毒。取体重相近的小白鼠 2 只，于腹腔内分别注射 10%$NaNO_2$ 溶液、生理盐水(用量均为 0.3 mL)，观察、比较并记录两动物的表现。

六、实验结果

记录动物表现及皮肤黏膜颜色改变，进行比较。

七、注意事项

(1)捉拿小白鼠时尽量减少对其的刺激。

(2)缺氧的动物死后，可解剖尸体，打开腹腔，比较血液和肝脏颜色，增强对皮肤黏膜颜色改变特点的认识。

（3）小白鼠腹腔注射应稍靠左下腹。

八、思考题

（1）各组实验动物是否都发生了缺氧？主要依据是什么？

（2）各组实验动物缺氧的表现有何异同？试说明各自的发生机理。

实验十二 失血性休克及治疗

一、实验目的

复制家兔失血性休克的动物模型，观察失血性休克时动物的血流动力学改变和肠系膜微循环的变化，了解失血性休克的发病机制及各种急救治疗的不同效果。

二、实验原理

休克的发生有多种学说。微循环障碍学说认为休克是以急性微循环障碍为主的综合征，有效循环血量减少导致交感-肾上腺髓质系统强烈兴奋，儿茶酚胺大量释放，引起血管收缩，重要生命器官血液灌流不足和细胞功能紊乱。微循环是指微动脉和微静脉之间的血液循环。典型的微循环由微动脉、后微动脉、毛细血管前括约肌、真毛细血管、直捷通路、动静脉短路和微静脉等部分组成。根据休克病情进展，微循环变化可分为3期：休克Ⅰ期（微循环缺血缺氧期）、休克Ⅱ期（微循环淤血性缺氧期）、休克Ⅲ期（微循环衰竭期）。

大量失血如外伤、胃溃疡出血、食管静脉曲张出血以及产后大出血等可引起失血性休克。休克的发生取决于失血量和失血速度，快速失血超过全身总血量的20%即可引起休克。失血性休克的临床表现包括血压明显下降、四肢冰冷、皮肤苍白、尿量减少、中心静脉压下降以及心率、呼吸加快等。

休克的微循环学说认为休克的发病关键不在于血压，而在于血流，所以治疗休克应该在改善微循环、保证组织有效灌流量的基础上再应用血管活性药物。

三、实验对象

家兔（体重2～3 kg，雌雄不限）。

四、实验器材与药品

兔手术台、生物信号采集系统、压力换能器、张力换能器、呼吸流量换能器、微循环观测及分析系统（示教）、哺乳动物手术器械、输血输液装置、储血瓶、颈总动脉插管、动脉夹、静脉插管、气管套管、输尿管插管、记滴器、20%乌拉坦、1%普鲁卡因、0.3%肝素生理盐水（体内抗凝）、0.03%肝素生理盐水（体外及插管抗凝）、生理盐水、0.02%去甲肾上腺素、0.008% 654-2、灌流液（台式液＋1%明胶）。

五、实验方法与步骤

1. 准备工作

取家兔1只，称重后，自耳缘静脉缓慢注射20%乌拉坦（每1 kg体重1 g或5 mL）。麻醉后仰卧位固定于兔手术台上。颈部、腹部剪毛备用。

2.手术

(1)颈部手术。在甲状软骨下缘沿颈正中线纵行切开皮肤5～7 cm,钝性分离颈部筋膜和肌肉。分离右侧颈外静脉、左侧颈总动脉和气管,穿线备用。自耳缘静脉注入0.3%肝素生理盐水(每1 kg体重0.003 g或1 mL),全身肝素化。

①气管插管。插管侧管连接呼吸流量换能器,记录呼吸。

②左侧颈外静脉插管。建立输血输液通道以及测量中心静脉压。将事先充满抗凝液的静脉插管向心方向插入颈外静脉,深6～8 cm,接近右心房水平,并结扎固定。通过三通管一端连接到压力换能器,记录中心静脉压,另一端连接输液装置。

③左侧颈总动脉插管。用来放血及测量动脉血压。将事先充满抗凝液的动脉插管向心方向插入颈总动脉,通过三通管一端连接到压力换能器,记录动脉血压,另一端连接事先注有5 mL抗凝液的放血用储血瓶。

(2)腹部手术。

①输尿管插管。在耻骨联合上方做下腹正中切口4～5 cm,沿腹白线切开腹腔。找出膀胱,将膀胱从腹腔拉出,在背面膀胱三角区找出双侧输尿管入口,轻轻分离周围组织,用眼科剪于输尿管上剪一小口,将事先充满生理盐水的输尿管插管向肾脏方向插入,结扎。双侧输尿管同样插入导管,尿滴滴在记滴器上,记滴器转入生物信号采集系统记录尿滴数。

②肠系膜微循环观察(示教)。左侧腹直肌旁做长5～6 cm的腹壁切口,钝性分离肌肉,打开腹腔。因腹壁肌层血管丰富,要注意止血。找出一段游离度较大的小肠肠袢,从腹腔中轻轻拉出,放入微循环恒温灌流盒,使肠系膜均匀平铺在微循环观察环上,压上固定板,调整灌流液的液面,使液面刚盖过肠系膜。用止血钳压住腹部切开,以防肠管外溢。用显微镜观察肠系膜的微循环,辨认血流方向相反的微动脉、微静脉和仅容一个红细胞通过的毛细血管。固定某个区域,通过图像分析系统,观察毛细血管袢数目、血管口径、血流速度并处理有关数据。

3.复制休克模型

观察记录正常血压、中心静脉压、呼吸、尿量和微循环血流的变化。

打开颈总动脉与储血瓶相连的三通管,放血至40 mmHg,调整储血瓶高度使血压保持在40 mmHg 20 min,即失血性休克状态。总放血量为每1 kg体重20～35 mL。记录休克时血压、中心静脉压、呼吸、尿量;观察休克时微循环的变化;记录放血量,计算失血量占全血量的百分比。

4.休克的治疗

(1)对照组。自颈外静脉快速滴注生理盐水25 mL,停止输液后,将储血瓶内的血回输至家兔体内。观察各项指标的变化。

(2)去甲肾上腺素组。自颈外静脉快速滴注0.02%去甲肾上腺素25 mL,停止输液后,将储血瓶内的血回输至家兔体内。观察各项指标的变化。

(3)654-2 组。自颈外静脉快速滴注 0.008% 654-2 25 mL,停止输液后,将储血瓶内的血回输至家兔体内。观察各项指标的变化。

六、实验结果

按表 5-12-1 记录实验结果。

表 5-12-1　失血性休克及抗休克过程中各项指标的变化

	血压(BP)/mmHg	中心静脉压(CVP)/cmH$_2$O	呼吸 频率	呼吸 幅度	尿量/(滴/分钟)
正常					
休克时					
治疗后(对照组)					
治疗后(去甲肾上腺素组)					
治疗后(654-2 组)					

七、注意事项

(1)本实验手术操作复杂,应尽量减少出血和组织损伤。

(2)麻醉深浅应适度。若麻醉过浅,动物疼痛可引起神经源性休克。

(3)动脉插管前,先全身肝素化。静脉插管一经插入,即刻输液防止血凝。

(4)牵拉肠袢动作要轻柔,以免引起创伤源性休克。固定肠袢时不可绷太紧,以免拉破肠系膜或阻断血管。

八、思考题

(1)本实验是否造成休克动物模型?有何证据?

(2)失血所致微循环变化的机制是什么?

(3)抢救失血性休克可采取哪些措施?

实验十三　实验性肝性脑病及治疗

一、实验目的

掌握复制肝性脑病动物模型的方法;观察氨中毒致肝性脑病的一般表现,设计降血氨治疗方案;讨论氨中毒在肝性脑病发生中的作用及降血氨治疗原则。

二、实验原理

结扎大部分肝叶,模拟严重肝功能障碍,同时从肠道灌入大量复方 NH_4Cl 溶液模拟氨中毒,使家兔发生氨中毒性肝性脑病后及时救治。

三、实验对象

家兔(体重 2～3 kg,雌雄不限)。

四、实验器材与药品

腹部手术器械,肠道插管,粗结扎线,10 mL、20 mL 注射器,丝线、纱布若干,头皮注射针 1 支,复方 NH_4Cl 溶液,复方 $NaCl$ 溶液,1‰普鲁卡因,复方谷氨酸钠溶液 1 支。

五、实验方法与步骤

1. 实验组

(1)家兔 I 组(肝性脑病组)。

①家兔称重,仰卧固定于手术台上,腹部正中手术部位剪毛备皮,1‰普鲁卡因做局部麻醉。

②剑突下正中切开皮肤、皮下,沿腹白线剪开腹壁(切口长约 6 cm),打开腹腔。

③手指轻压肝脏,将粗结扎线的中端小心地置放到肝脏根部,用左、右食指先后将结扎左、右线头分别套住大部分肝叶(左外叶、左中叶、右中叶、方形叶)并结扎,只留下右外叶和尾状叶,造成急性肝功能严重障碍。

④沿胃幽门部找出十二指肠,用眼科剪做一小切口,切开肠壁,将肠道插管向空肠方向插入肠腔,结扎固定,观察家兔的精神状态。

⑤每隔 5 min 向十二指肠插管缓慢推注复方 NH_4Cl 溶液 5 mL,仔细观察家兔精神状态变化。

⑥当出现反应增强甚至痉挛发作(扑翼样震颤)时,记录所灌注的复方 NH_4Cl 总量,并计算每 1 kg 体重的用量。

(2)实验 II 组(另取家兔 1 只)。

①~⑥实验步骤同实验 I 组。

⑦当家兔出现扑翼样震颤时,立刻进行治疗(沿耳缘静脉推注谷氨酸钠溶液 1 支)。

⑧仔细观察病情发展(与实验 I 组对照比较),评价治疗效果。

2. 对照组

(1)对照 I 组。除不做肝叶结扎外,各步骤同实验 I 组。观察家兔是否出现扑翼样震颤。如出现,记录所用的复方 NH_4Cl 溶液总量,并计算每 1 kg 体重的用量,与实验 I 组结果相比较。

(2)对照 II 组。除在十二指肠灌注的是复方 $NaCl$ 溶液外,其余各步骤同实验 I 组。观察家兔有无异常表现。

六、实验结果

记录实验现象以及各实验组每 1 kg 体重所用的药物量,进行比较。

七、注意事项

(1)由于动物是局部麻醉,所以在手术操作时动作要轻柔,尽量减少家兔挣扎。

(2)在结扎肝叶时松紧要适中,以阻断血液为限。过紧可能造成肝叶撕裂出血,过松则达不到阻断血流的目的。

(3)十二指肠插管要保证插入肠端。如果反向插入胃端,因胃没有吸收功能而影响实验结果。

(4)十二指肠插管要绝对固定好,以免脱出使复方 NH_4Cl 溶液漏入腹腔,影响实验结果。

八、思考题

(1)肠道均灌注复方 NH_4Cl 溶液的家兔,其实验结果有何不同?为什么?

(2)肠道灌注复方 NaCl 溶液的家兔是否出现异常表现?其实验结果有何意义?

(3)家兔氨中毒后,出现扑翼样震颤及昏迷的发生机理是什么?

(4)本实验救治肝性脑病动物所使用的药物的作用机理是什么?

(5)你对本实验的实验设计思路、方法与步骤安排及救治原理设计等,有什么更好的想法与建议?

实验十四　不同给药途径对药物作用的影响

一、实验目的

观察不同给药途径对 $MgSO_4$ 作用的影响,并观察药物的拮抗作用。

二、实验原理

给药途径不同,不仅影响药物作用的快慢、强弱及维持时间的长短,有时还可改变药物作用的性质,产生不同的药理作用。$MgSO_4$ 即这样的一种典型药物。Mg^{2+} 与 Ca^{2+} 可产生竞争性拮抗作用。

三、实验对象

家兔。

四、实验器材与药品

10 mL 注射器 2 支、50 mL 注射器各 1 支、胃导管、兔开口器、小烧杯、棉球、10％ $MgSO_4$ 溶液、2.5％ $CaCl_2$ 溶液。

五、实验方法与步骤

(1)取家兔 2 只,标记,称重,观察其正常活动(呼吸、肌张力及大小便)。

(2)甲兔缓慢静脉注射 $MgSO_4$ 溶液(每 1 kg 体重 175 mg,即 1.75 mL),当出现肌肉松弛、不能站立和呼吸抑制时,立即静脉注射 $CaCl_2$ 溶液(每 1 kg 体重 50 mg,即 2 mL),观察肌张力和呼吸变化。

(3)乙兔灌胃 $MgSO_4$ 溶液(每 1 kg 体重 800 mg,即 8 mL),观察动物有无上述反应。记录并比较两兔所出现的反应。分析给药途径不同对药物的作用有何影响,分析 Ca^{2+} 与 Mg^{2+} 的拮抗作用机理。

六、实验结果

按表 5-14-1 记录实验结果。

表 5-14-1　实验数据记录表

兔号	体重/kg	药物	剂量	给药前		给药后		CaCl₂ 解救结果
				肌张力	呼吸	肌张力	呼吸	
甲兔								
乙兔								

七、思考题

(1)如何解释静脉注射 $MgSO_4$ 的肌肉松弛作用？

(2)如何解释口服 $MgSO_4$ 的导泻作用？

(3)$MgSO_4$ 给药途径不同,产生的作用有何不同？

实验十五　证明氯丙嗪对小鼠体温的影响随环境温度而改变

一、实验目的

设计实验证明氯丙嗪对小鼠体温的影响随环境温度而变。

二、实验原理

氯丙嗪可抑制下丘脑体温调节中枢,干扰其恒温调控功能,使体温随环境温度变化而升降。

三、实验方法与步骤

在教师指导下,各小组分别进行实验设计,证明:氯丙嗪对小鼠体温的作用随环境温度而变。实验设计要点如下。

(1)如何分组？ 怎样设计对照组？

(2)受试动物的选择和给药途径的选择应注意什么？

(3)观察指标有哪些？ 测温部位、时间、方法各是什么？

(4)用什么方法改变环境温度？

(5)如何进行组间比较？

(6)宜先测量哪个实验组动物的体温？

四、思考题

(1)氯丙嗪和解热镇痛药的降温作用有何不同？

(2)氯丙嗪降温作用的特点有何临床意义？

实验十六　鉴别未知抗凝血药物(肝素与枸橼酸钠)

一、实验目的

肝素与枸橼酸钠具有体外抗凝血作用,$CaCl_2$ 具有体外促凝血作用。肝素与枸橼酸钠的抗凝机制不同,特异性拮抗剂不同,设计实验鉴别这两种药物。

二、实验原理

肝素的抗凝机制主要是作为抗凝血酶Ⅲ（AT-Ⅲ）的辅助因子，与 AT-Ⅲ 结合后，加速与凝血酶、Ⅸa、Ⅹa、Ⅺa、Ⅻa 结合而使之失活，从而干扰凝血过程的多个环节，产生强大的体内、体外抗凝血作用。枸橼酸钠通过降低血中 Ca^{2+} 含量而抑制凝血过程，常用作体外抗凝剂。

三、实验方法

各小组分别进行实验设计。

实验设计要点：

(1)首先证明两种药物的体外抗凝血作用。如何分组？阴性对照是蒸馏水还是生理盐水？为什么？受试动物如何选择？采用哪种取血方法？判断血凝的方法是什么？

(2)根据肝素和枸橼酸钠抗凝血机理的不同，应选用什么方法进行二者的鉴别？

四、注意事项

(1)注射器和试管要保持干燥、洁净，否则会加速凝血或引起溶血。

(2)各试管口径大小必须均匀适当，因试管口径大小与凝血时间有一定关系。向每一支试管中加入的血量应一致。

(3)家兔心脏穿刺采血应迅速、准确，避免血液在注射器内凝固，并尽量减少组织液和气泡混入。

(4)将兔血加入试管后，要充分混匀，以免影响血液的凝固时间。

(5)从采血到将试管置于恒温水浴的时间应尽量短。

(6)恒温水浴的温度应控制好，过高或过低均可使凝血时间延长。

(7)在倾斜试管时，动作要轻，倾斜度应尽量小（小于 $30°$），以减少血液与管壁的接触。

五、思考题

(1)试比较肝素和枸橼酸钠的抗凝血作用特点。

(2)肝素应用过量引起的出血用什么药对抗？为什么？

实验十七　药物对家兔瞳孔的作用

一、实验目的

观察拟胆碱药、抗胆碱药、拟肾上腺素药对家兔瞳孔的作用，分析其作用机制。观察不同 pH 的阿托品溶液滴眼后产生作用的快慢，了解溶液 pH 对弱碱（或弱酸）性药物吸收速率的影响。

二、实验原理

通过给家兔瞳孔滴加不同的药物，可观察到毒扁豆碱的缩瞳作用和阿托品的扩瞳作用。药物跨膜转运（吸收）的快慢与所处环境的 pH 有关。弱碱性药物在碱性环境中解离少，脂溶性高，易被吸收；在酸性环境中解离多，极性大，水溶性高，不易被吸收。弱酸性药物则相反。

三、实验对象

家兔（无眼疾）。

四、实验器材与药品

小剪刀、测瞳器、学生尺、1 mL 注射器，1%硫酸阿托品溶液、1%匹罗卡品溶液、1%新福林溶液、0.5%毒扁豆碱溶液。

pH 为 9 或 5 的 2 种缓冲液：称取三羟甲基氨基甲烷 0.387 g，以蒸馏水 10 mL 溶解，分成等容积的 2 份。一份加 0.2 mol/L 盐酸 1.23 mL（A 液），另一份加 0.2 mol/L 盐酸 18.00 mL（B 液），再各加蒸馏水至 50 mL。以 pH 计或 pH 试纸测试 2 份缓冲液的 pH，必要时酌情加盐酸或 NaOH 溶液，使 A 液 pH 为 9，B 液 pH 为 5。

pH 为 9 或 5 的 1%硫酸阿托品溶液：临用前称取 2 份 100 mg 的硫酸阿托品，分别以缓冲液 A 及 B 10 mL 溶解，即得 pH 9 及 pH 5 的 2 种 1%阿托品溶液。

五、实验方法与步骤

（1）取无眼疾家兔 3 只，在自然光下，用测瞳器分别测其左右两眼瞳孔的直径（mm）。

（2）按下列顺序分别滴眼药水（各 2 滴）：

甲兔：左眼，1%阿托品溶液；右眼，1%匹罗卡品溶液。

乙兔：左眼，1%新福林溶液；右眼，0.5%毒扁豆碱溶液。

丙兔：左眼，pH 9 的硫酸阿托品溶液；右眼，pH 5 的硫酸阿托品溶液。

（3）甲兔和乙兔用药 15 min 后，在同样强度的光线下，再测瞳孔直径。如果滴匹罗卡品溶液及毒扁豆碱溶液的瞳孔明显缩小，再分别滴加阿托品溶液和新福林溶液各 2 滴，15 min 后，再测瞳孔直径。丙兔用药 2 min 后，立即连续观察两眼瞳孔直径的变化，对光反射，直至两眼瞳孔不再扩大，对光反射消失为止。比较 2 种不同 pH 的硫酸阿托品溶液产生作用的快慢。

（4）记录测量结果。比较给药前后家兔瞳孔直径的变化值，分析药物的作用快慢及作用机制。

六、实验结果

按表 5-17-1 记录实验结果。

七、注意事项

（1）测量瞳孔时不能刺激角膜，否则会影响瞳孔的大小。

（2）滴药时将下眼睑拉开，使成杯状，并用手指按住鼻泪管，滴入药液 2 滴，使其在眼睑内保留 1 min，然后将手放开，任其溢出。

（3）动物瞳孔大小可因光照强度的不同而出现变化，故应在同一光照强度下进行。测瞳条件要求一致，准确测量。

（4）观察对光反射时应快速以手电光照射。对光反射存在时，瞳孔应随光照射而缩小。

(5)2 种药的作用差异在滴眼后 2～5 min 最明显。之后由于泪腺的分泌,溶液 pH 会发生变化,差别可能不明显。

表 5-17-1 实验数据记录表

兔号	眼睛	药物	给药前 瞳孔直径/mm	给药后 瞳孔直径/mm
甲兔	左	1%阿托品溶液		
	右	1%匹罗卡品溶液		
	右	1%匹罗卡品溶液＋ 1%阿托品溶液		
乙兔	左	1%新福林溶液		
	右	0.5%毒扁豆碱溶液		
	右	0.5%毒扁豆碱溶液＋ 1%新福林溶液		
丙兔	左	pH＝9 的硫酸阿托品溶液		
	右	pH＝5 的硫酸阿托品溶液		

八、思考题

(1)讨论拟胆碱药、抗胆碱药、拟肾上腺素作用于瞳孔不同的平滑肌产生的不同作用以及药物间的相互影响。

(2)阿托品为弱碱性药物,25 ℃时 pKa 值为 9.65。试根据 $pKa = pH + \lg \dfrac{C_{解离弱碱}}{C_{未解离弱碱}}$ 的公式,计算溶液 pH 为 5 与 9 时,未解离型阿托品分别占有的百分率。

第六章　医学论文撰写

第一节　实验设计的基本原则和内容

一、实验设计的基本原则

(一)对照原则

在实验设计中设立对照,目的是排除非实验因素的影响,消除实验误差,保证实验结果的可比性和实验结论的正确性。根据不同的实验和要求,通常采用以下对照方法。

1. 正常对照

正常对照是指在实验中采用与实验组相同的条件,但不加实验因素的对照组。比如,在药物实验中,给予与受试药物等容量的生理盐水或蒸馏水。此对照方法保证了实验结果的可比性。

2. 阳性对照

阳性对照是指选用与受试品近似且已知的有效药物作为对照。设立该组的目的是说明所用实验方法的灵敏度和可行性。

3. 自身对照

自身对照是指在同一受试个体上进行处理前后的比较,或者两种处理一前一后的比较。如同一药物给药前后的比较,两种药物先后分别给药的比较。

4. 模型对照

模型对照是指复制疾病模型,与实验组进行比较。

5. 溶剂对照

当受试品需要在特殊溶剂中溶解时应设立溶剂对照组,以排除溶剂对实验结果的影响。

(二)随机化原则

随机化是指按照随机的原则进行抽样或分组,使各受试对象被分配到各组的机会均等,而不受主观因素的影响。通过随机分组,尽量使抽取的样本能够代表总体,减少抽样误差,并使各组样本的条件尽可能一致,从而使处理因素产生的效应更加客观。随机化的方法有抽签法、抛硬币法、随机数字表等。

(三)重复原则

重复原则包括两个含义:一是实验必须有足够的样本数或例数,在一次实验中有充分的重复;二是要使实验结果可靠,必须多次重复实验。也就是说,实验要有一定的例数和次数。

实验样本量的大小取决于实验的性质、内容和实验资料的离散度等。一般情况下选取的样本数,计量资料为 10～20 例,计数资料为 30～100 例。精确计算样本例数可参考统计学中有关样本数计算的公式。

二、实验设计的内容

(一)实验目的和意义

了解与本实验相关的国内外研究现状,明确本实验确立的理论依据、研究目的、研究的必要性和可行性,指出拟解决的中心问题,以及解决此问题的理论意义和社会、经济效益。

(二)实验材料和试剂

为保证实验的顺利进行,应做好充分的实验前准备工作。写明实验中需要的仪器、材料以及试剂的品种、规格和数量,熟悉仪器的使用方法、试剂的配制及保存方法。

(三)实验对象

实验对象是实验设计中的主要因素之一。为了避免实验给人带来的痛苦和损伤,机能学实验中常用动物作为实验对象。小白鼠、大白鼠、家兔、蟾蜍、豚鼠、猫和狗是较为常用的动物,它们具有各自的特点,可根据实验内容及观察指标的不同进行选择。选择标准及原则详见第二章。同时,还应注意动物的性别、年龄、体重等是否会对实验产生影响。

除动物之外,也可以离体器官、组织或细胞为实验对象,进行体外实验研究。

实验对象例数的选择应保证具有良好的重复性,并符合统计学要求。

(四)实验方法和步骤

1. 实验分组

根据实验内容的不同,选择不同的分组方法。可分为正常组、阳性(药物)对照组、实验组,或正常组、模型组、阳性(药物)对照组、实验组。实验组根据受试品剂量的不同可分为大、中、小剂量组,根据不同处理时间分为不同的时间组。

2. 观察指标与实验方法的选择

根据研究目的,选择合适的观察指标是达到良好实验效应的关键。适宜的观察指标应具备下列基本条件。

(1)特异性。即能特异性地代表所研究问题的本质。

(2)客观性。尽量选择客观性指标,减少实验者主观因素对结果的影响。

(3)稳定性。稳定性好的观察指标能据实反映实验结果,真实可靠。

(4)可行性。所选择的观察指标应切合实际,应考虑到实验经费和实验技术条件等的限制。

实验方法种类繁多,有生物化学实验方法、免疫学实验方法、整体动物实验方法、离体实验方法、细胞水平实验方法等。同一观察指标可以通过多种实验方法实现,无论选择何种方法,均应遵循以下几点。

(1)先进性。根据研究目的,在实验条件允许的范围内,尽量选择先进的实验方法。

(2)经典性。尽可能选择已得到大家公认的、稳定可靠的实验方法。

(3)创新性。可对原有实验方法进行创新和改良,以达到本实验要求。

(4)协同性。所选实验方法应相互补充、相互印证,能充分证明结论。

3.根据所确定的实验分组、观察指标和实验方法写出实验步骤

(1)实验步骤应具体详细,涉及实验中的每一细节,并预测实验中可能会出现的问题及解决办法。

(2)实验结果预测:根据所学知识对实验结果做出理论上的判断,做到心中有数。

(3)数据处理、统计分析:根据实验分组情况及实验方法,明确用何种统计学方法进行数据处理。

第二节　医学科研论文的撰写

医学科研论文是在完成研究工作之后,对研究工作的书面总结和报道。科研论文的写作不同于文学作品,有严格的要求和书写格式,一般包括文题、作者单位、摘要、关键词、正文、致谢、参考文献。

一、文题

文题是对论文内容的高度概括和总结,是一篇论文最重要的信息点。文题应确切、简洁、醒目,力求既能反映全文的中心内容,又能突出其独创性或特色内容,引起读者的兴趣。一般不超过 20 个字。

二、作者

作者署名是作者拥有著作权的声明,也表明作者对论文负有责任。作者姓名排序应按照实际对论文完成的贡献大小而定,第一作者通常是论文主要工作的完成者,并对论文负主要责任。不应将未参加论文工作的人员列为作者,或者未按实际贡献大小进行排序。同时,应注明作者单位和通信地址,以便读者与作者联系。

三、摘要

摘要是论文内容的梗概,是帮助读者浏览文献、迅速了解全文大意的主要阅读部分。摘要应紧扣主题,简明、确切地记述论文的主要内容,重点突出,并能充分体现论文的创新之处。摘要可分为信息性摘要及结构式摘要两种,包括目的、方法、结果、结论四要素。信息性摘要是将四要素高度浓缩、凝练而成,无标题;结构式摘要将四要素分开描述,每部分均冠以标题。摘要用第三人称书写,不宜用图表、公式,不应包括讨论性及推理性内容。摘要一般为 200～300 字。

四、关键词

关键词是能体现论文主题的最重要的词或短语,一般为 3～5 个。可直接从文题和正文中抽取,尽量使用规范化的主题词。标引关键词有助于读者检索及图书索引。

五、正文

正文是论文的核心部分，一般包括引言、材料和方法、结果、讨论和结论等几部分。

(一)引言

引言是在论文最前面的一段引导性文字，主要目的是向读者说明本研究的目的和为什么要进行该研究。首先介绍与本研究相关的一些基本知识、该研究领域中存在的不足，进而指出本研究的目的及意义。同时应说明解决问题的主要思路及拟验证的假说。引言应简洁明了、开门见山，一般占全文篇幅的 1/10 左右。

(二)材料和方法

此部分主要是说明实验是如何进行的，介绍实验中用到的主要材料、具体的实验方法以及统计学方法。通过此部分，读者可了解本文的科学性、先进性，并有利于他人的重复和借鉴。

1.受试对象

说明受试对象的名称、种类、数量、来源、年龄、性别、体重等，并说明如何分组及各组如何处理。对于临床病例研究，还要说明患者的疾病种类、病期、病情等。

2.实验材料

说明实验中所用主要试剂材料的名称、来源、规格、批号等，试剂还应说明浓度及配制方法。

3.实验方法

描述采用的具体实验操作方法。文献中已有报道的方法可简单描述，标注文献出处即可。

4.统计学方法

说明数据的统计学表达方式(如 $\bar{x} \pm s$)，数据分析所选择的统计学方法(如 t 检验、χ^2 检验、单因素方差分析、双因素方差分析等)，差异显著性的评定标准(如 $P<0.05$)。

(三)结果

结果是对实验成果的描述，要求如实、准确地表达经统计学处理的实验数据或图像资料。一般有 3 种描述方式：文字、统计表/图、插图/照片。

结果的叙述需围绕研究目的、根据实验内容进行逻辑编排，重点描述实验组与对照组相比有何不同、变化有无显著性等。统计表/图可代替复杂的文字叙述，使各组间的数据变化一目了然。表格常用三线表。制表时，一般将实验处理项目(组)安排在左侧为横标目，观察指标安排在右侧为纵标目。表内数字用阿拉伯数字表示，且小数位数相同。统计图多用柱形图、线图及散点图表示。柱形图用以表达非连续性资料的大小，连续性资料用线图或散点图表示。插图/照片可以形象地表述研究结果，如电镜、激光共聚焦显微镜照片、电泳条带图片等。对于同一结果，不能用不同的描述方式重复表达，如图表能说明问题，不必再用文字描述。

(四)讨论和结论

此部分是对实验结果进行科学的分析、论证,并加以推理,得出客观结论。写作方式灵活多样,可充分展示作者的学术思想,反映论文的学术水平。讨论的内容包括以下方面。

(1)根据实验结果对引言中提出的问题做出回答、解释。

(2)对实验结果进行论证,并比较是否与理论上预期或他人的结果一致,如果不同,如何解释。

(3)根据本实验结果可以得出哪些结论,说明其有何理论意义与应用价值。

(4)指出本实验的局限性与不足之处、有待解决的问题及今后的研究方向。

讨论时应紧紧围绕本研究的主题,突出创新点和重要发现,推理应依据充分、逻辑严谨、思路清晰,结论要实事求是,措辞准确、精炼。

六、致谢

对论文完成做出贡献但未予以署名的人员,可以在此表示感谢。此外,可以说明此研究工作是否受到项目资助,注明项目名称及项目号。

七、参考文献

此部分是在论文中所参考过的主要文献目录。引用文献应为已在公开发行的刊物上正式发表的文献,同时应注重引用最新文献。参考文献的标注方法和著录格式有两种:顺序编码体系和著者-出版年体系。多数期刊采用顺序编码体系。顺序编码体系即在正文中按引用文献的先后顺序编号,在文中用方括号标注在引用文献处的右上角,在正文末尾"参考文献"处按顺序逐条列出,著录格式如下。

(1)期刊:作者姓名(作者超过三名时,只列前三者,后面加"等"). 题名. 期刊名,年,卷(期):起页-止页.

(2)书籍:主编名. 书名. 版次. 出版地:出版社,年,起页-止页.

第三节　设计性实验的实施

一、查阅文献、设计实验方案

教师提前给学生讲解实验设计的原则、内容和基本要求,布置实验设计任务,同时向学生介绍本实验需要的仪器、设备、药品等实验室条件。学生根据实验项目,通过网络和图书馆查阅与本实验有关的研究报道,了解本领域的发展趋势及研究现状,熟悉与本研究相关的主要研究方法,根据实验室条件初步拟定实验设计方案。

二、实验设计方案讨论

在教师指导下,以小组为单位陈述本组的实验设计方案,包括实验材料、方法等,主要应说明此方案的可行性。学生和教师可对方案提出问题,评价其科学性、合理性、可行性,设计者针对问题进行答辩。

各小组根据实验设计方案的论证情况,对实验的实施及可能出现的问题做进一步讨论，做出必要的修改，进一步完善设计，确定具体的实验方案。

三、预实验

预实验是完善实验设计和保证正式实验成功的重要环节。通过预实验可对所提出的实验假说做初步探索和非正式的验证，同时可熟悉实验操作步骤和实验技术，发现实验设计中的不足，改进实验方法，调整药物剂量、处理因素等。

四、正式实验

根据实验设计方案进行实验，密切观察实验结果，做好实验记录。实验结果的观察要系统、客观、连续、精确，避免主观片面性判断。做好实验原始记录，写明实验题目、实验对象、实验方法、实验条件、实验者、实验日期、结果和数据，一定要及时、完整、准确、实事求是。

实验方案实施过程中，开放实验室，充分相信学生的能力。放手让学生做实验是培养其独立工作能力的前提，也是调动学生学习积极性的一种途径。在实际操作中会遇到许多问题和困难，因此在实验过程中采用启发式，巧妙提示，让学生自己动手解决。

五、撰写论文

实验结束后要求学生在实验原始记录、实验报告的基础上，及时分析实验结果，撰写出实验论文。要求实验论文要按医学科研论文的要求撰写。

第七章　案例教学(CPBL)

案例教学将各知识点贯穿于真实的病例中,培养了学生综合分析问题、解决问题的能力,使医学生较早地感受疾病的复杂性,为其进入临床课的学习打下基础,更好地发挥了机能实验学的桥梁作用。

案例一　都是"勤劳"惹的祸

第一幕

芳芳是镇中学高一3班的班长,不仅学习成绩优异,而且勤劳能干,课余时间经常帮助父母管理自家的果园。在6月中旬的一次摸底考试中,平时运笔如飞的芳芳却趴在桌上无力答题。老师急忙上前询问,只见芳芳脸色苍白,额头布满汗珠,她说自己头晕、头痛,还恶心。老师赶忙送芳芳去了校卫生室,校医根据症状分析芳芳是"胃肠型"感冒,开了些感冒药和消炎药,并叮嘱芳芳回家多休息,多喝开水。考试结束后,同学将芳芳送回家中。

思考题

(1)芳芳是不是感冒了?

(2)芳芳可能是得了什么疾病?

第二幕

芳芳服了校医开的感冒药和消炎药后,症状没有好转,头痛、头晕加重,浑身乏力,并且伴有恶心呕吐、腹痛腹泻和呼吸困难。父母赶紧送芳芳去医院看病。门诊医生查体发现:体温35.8 ℃,脸色苍白,出汗,双侧瞳孔缩小约1 mm,双侧呼吸音粗,有湿啰音,心率58次/分钟,腹部无明显异常。血常规、尿常规和大便常规均正常,血清胆碱酯酶活性检测显示CHE活性0~15 U(正常40~80 U),肺部透视(图7-1-1)显示肺纹理粗乱,心电图(图7-1-2)结果显示窦性行动过缓。

思考题

(1)有机磷中毒的症状有哪些?

(2)有机磷中毒的诊断标准是什么?

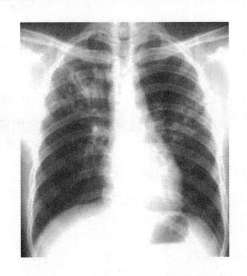

图 7-1-1 芳芳的肺部透视图

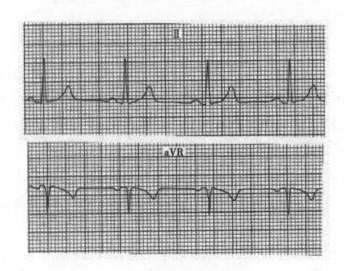

图 7-1-2 芳芳的心电图

第三幕

医生根据芳芳的症状和实验室检查,初步诊断为有机磷中毒。为明确病因,医生询问芳芳是否有过有机磷接触史,芳芳这才恍然大悟。她回忆起,自己发病前一天,为分担父母连日来喷洒农药的辛苦,趁家人外出,悄悄背起药罐,为自家果园的果树喷洒农药去了。出门时走得急,忘记戴口罩,天气闷热,出了很多汗,回家后又没有洗刷干净就又赶着学习了。

思考题

(1)有机磷中毒的机制是什么?

(2)有机磷中毒的解救方法是什么?

(3)怎样预防有机磷农药中毒?

第四幕

医生由此确诊芳芳是有机磷中毒。给予阿托品静脉注射,2 mg q. 5 min,直至达到阿托品化后减量;氯解磷定 0.5 g 静脉注射。同时用温水和肥皂水彻底清洗全身皮肤。6 h 后,芳芳出现阿托品化症状:瞳孔较之前散大,口干,皮肤干燥,颜面潮红,肺部啰音消失,心率加快(68 次/分)。经治疗,芳芳症状逐渐缓解,一周后病愈出院。

思考题

(1)什么是阿托品化?阿托品化的判断标准是什么?

(2)阿托品化和阿托品中毒的症状有何不同?

(3)阿托品中毒的解救方法是什么?

(4)氯解磷定的作用机制是什么?

案例二　与"萌宠"的第一次亲密接触

第一幕

丽丽是镇中学初二 5 班的体育委员,品学兼优。她特别喜欢小动物。在她 14 岁生日的那天,爸爸妈妈经不住她反复的央求,送给她一条小宠物狗作为生日礼物。说来也奇怪,从那以后,丽丽经常打喷嚏、流鼻涕,有时候还感觉胸闷憋气。以前体育是丽丽的强项,可是现在体育课上,丽丽经常运动后出现喘息、胸闷不适。丽丽曾到校卫生室就诊,校医根据症状分析丽丽是感冒,开了些感冒药和消炎药,并叮嘱丽丽回家多休息,多喝开水。但是这"感冒"总是反反复复,而一向引以为傲的体育成绩也一落千丈,让丽丽非常苦恼。

思考题

(1)丽丽是不是感冒了?

(2)丽丽所出现的症状可能是什么疾病?

第二幕

丽丽服用了校医开的感冒药和消炎药后,症状并没有好转,甚至有时凌晨也出现喘息和憋气。一次,周末阴雨连绵,丽丽在家里的沙发上和宠物狗玩耍,突然感觉鼻腔痒痒的,喷嚏连连,紧接着就出现喘息、憋气、呼吸困难。父母赶紧送丽丽去医院就诊。门诊医生查体发现:体温 35.8 ℃,口唇发绀,双侧呼吸音粗,可闻及呼气相哮鸣音,心率 106 次/分钟,律齐,腹部无明显异常。血常规示嗜酸性粒细胞 9%,尿常规和大便常规均正常,肺部正位片(图 7-2-1)未见明显异常,心电图(图 7-2-2)结果显示窦性行动过速。

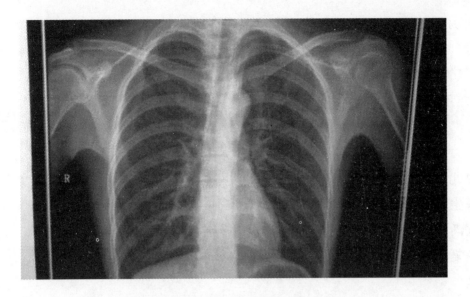

图 7-2-1　丽丽的肺部透视图

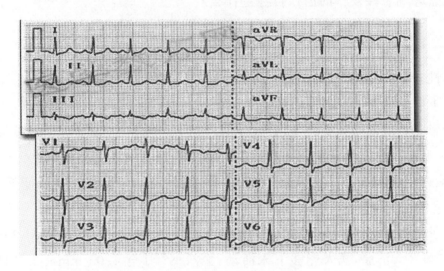

图 7-2-2　丽丽的心电图

支气管舒张实验:吸入支气管舒张剂 20 min 后重复测定肺功能,FEV1 较用药前增加 20%,其绝对值增加 300 mL。

思考题

(1)支气管哮喘发作的症状有哪些?

(2)支气管哮喘的发病机制是什么?

第三幕

医生根据症状和实验室检查,初步诊断为支气管哮喘。为明确病因,医生询问丽丽是否有过过敏原接触史,并列举了一些常见的过敏原,丽丽这才恍然大悟。她回忆起,每次自已和宠物狗玩耍后,胸闷喘息发作的次数就要多一些。

思考题

(1)支气管哮喘的治疗方法是什么?

(2)怎样预防支气管哮喘?

第四幕

医生由此确诊丽丽是支气管哮喘。血清过敏原检测结果提示丽丽对动物皮毛类及尘螨过敏。医生嘱咐丽丽避免接触过敏原,给予布地奈德、特布他林雾化吸入。经治疗2天,丽丽症状逐渐缓解,医生给予吸入布地奈德气雾剂、口服孟鲁司特维持治疗。并告诉丽丽一周后门诊复诊。

思考题

(1)支气管哮喘的药物分类及作用机制是什么?

(2)支气管哮喘急性发作的治疗目标是什么?

案例三

患者:男性,41岁,×年×月×日入院。

主诉:双下肢软瘫伴两上肢活动障碍2天。

现病史:患者自述前5天前感冒,轻度发热3天,伴有恶心、腹泻,口服"感冒冲剂"和退热药后好转。近3天食欲低,进食极少。无其他病史,家庭中亦无类似病史。

实验室检查:血清K^+ 1.7 mmol/L。ECG显示窦性心律,各导联T波低平,V3~V5可见U波。尿呈酸性。

治疗:给予林格氏液500 mL加10% KCl 20 mL静脉滴注,次日服用20%枸橼酸钾60 mL(tid)。第3天清晨,病人能够下床活动,血清K^+升至4.02 mmol/L,四肢肌力逐渐恢复正常。

思考题

(1)引起患者低钾血症的可能原因有哪些?

(2)哪些症状和体征及实验室检查与低血钾有关?简述其发生机制。

(3)补钾后病情好转的机制是什么?

案例四

患者:男性,43岁,×年×月×日入院。

主诉:心慌气短11年,近10天加重,伴有发热、咳嗽,不能平卧。

现病史:该病人于14年前常于劳累后咳嗽、心慌,休息后可缓解。4年前,一般体力活动即引起心悸气短,有时双下肢轻度水肿,咳白色泡沫痰,经强心利尿治疗后,症状好转,但常反复发作。入院前 10 天,又因感冒着凉,发烧、寒战、咳嗽,咳黄色痰,痰中带血丝,咽痛,流涕,且心悸呼吸困难加重。入院前胸闷,恶心,右上腹饱胀,夜间常被迫坐起,双下肢明显水肿,且痰量逐渐增多,高热不退,食欲不振,尿量减少,故来院就诊。

既往史:20 年前曾患风湿,无结核肝炎和肾炎病史。

查体:体温 38.9 ℃,脉搏 110 次/分,呼吸 27 次/分,血压 110/70 mmHg,声音嘶哑,呼吸急促,不能平卧,口唇发绀,眼睑水肿,咽部红肿,扁桃体肿大,颈静脉怒张,四肢末端轻度发绀,两肺可闻及中小水泡音和痰鸣音,心尖冲动在左侧第 5 肋间隙锁骨中线外 1.5 cm 心界向左扩大,心率 120 次/分,节律不齐,心音强弱不等。心尖部可闻及收缩期吹风样杂音和舒张期隆隆样杂音。肝在肋下 3.0 cm,剑突下 4.4 cm,质地中等,有触痛,肝颈静脉回流实验阳性。脾在肋下 2.0 cm,腹部无明显移动性浊音,双下肢凹性水肿(＋＋)。

实验室检查:

(1)RBC 500 mm^{-3},WBC 12 500 mm^{-3},中性 81％,血小板 8×10^4 mm^{-3}。

(2)血沉 25 mm/h,抗"O">500 单位。

(3)PaO$_2$ 51 mmHg,PaCO$_2$ 60 mmHg,AB 22 mmol/L,BE 6 mmol/L,pH 7.22。

(4)血钾 6.5 mmol/L,NPN 64 mg/dL,尿蛋白(＋)。

(5)心电图显示异位节律,T 波高尖,ST 段下移,两侧心肌肥厚。

(6)X 线显示两肺纹理增粗,双肺散在大小不等、模糊不清的片状阴影,心脏向两侧扩大,肺动脉段突出。

治疗:入院后采取强心利尿和抗感染处理,症状略有好转,次日晚突然病情加重,胸痛,呼吸困难,咳大量粉红色泡沫样痰,双肺中下部有密集的中小水泡音,全肺可闻及哮鸣音,心律呈奔马律。体温 37.5 ℃,血压 40 mmHg/10 mmHg,立刻进行抢救。4 h 后患者皮下出现大量片状出血,恶心呕吐,吐出少量带血食物,排尿 20 mL,为肉眼血尿,凝血酶原时间延长,3P 试验阳性,血小板 4×10^4 mm^{-3}。第二日凌晨出现陈-施氏呼吸,患者处于深度昏迷。

思考题

(1)患者的入院诊断及其依据是什么?

(2)根据该患者的病史记录,其体内有哪些病理生理学改变? 它们之间关系如何?

第八章　药典、药物剂型及处方学

第一节　药典

药典是一个国家记载药品规格标准的法典,由国家组织药典委员会编写,并由政府颁布施行,具有法律性的约束力。是国家为保证药品质量、保护人民用药安全有效而制定的法典,是执行《中华人民共和国药品管理法》、监督检验药品质量的技术法规,是我国药品生产、经营、使用和监督管理所必须遵循的法定依据。《中华人民共和国药品管理法》第三十二条规定,药品必须符合国家药品标准。国务院药品监督管理部门颁布的《中华人民共和国药典》和药品标准为国家药品标准。药典内收载的药品称为法定药,未收载的称为非法定药。

我国于 1953 年颁布了第一部《中华人民共和国药典》,简称《中国药典》(*China Pharmacopoeia*, CP),收载品种 531 种。从 1963 年版起分为"一部""二部",收载品种 1 310 种。"一部"主要收载中药,"二部"收载合成药品和抗生素等。1985 年又对《中国药典》进行了修订,从 1985 年版发行后,决定每 5 年修订一次。1990 年版有中英文版本,1995 年版取消了药物的拉丁名,沿用药物通用名称。现行的《中国药典》是 2015 年版,于 2015 年 6 月出版发行,2015 年 12 月 1 日正式执行,共收载药品 5 608 种。"一部"收载药材和饮片、植物油脂和提取物、成方制剂和单味制剂等 2 598 种;"二部"收载化学药品、抗生素、生化药品以及放射性药品等 2 603 种;"三部"收载生物制品 137 种;"四部"收载通则总数 317 个,其中制剂通则 38 个、检测方法 240 个、指导原则 30 个、标准物质和对照品相关通则 9 个;收载药用辅料 270 种。

《美国药典》(*United States Pharmacopoeia*, USP)由美国政府所属的美国药典委员会(The United States Pharmacopeial Convention)编辑出版。《美国药典》于 1820 年出第 1 版,1950 年以后每 5 年出一次修订版,自 2002 年开始改为每年出版一次。

《英国药典》(*British Pharmacopoeia*, BP)诞生于 1864 年,是英国药品委员会(British Pharmacopoeia Commission)的正式出版物,是英国制药标准的重要来源。《英国药典》不仅为读者提供了药用和成药配方标准以及公式配药标准,而且也向读者展示了许多明确分类并可参照的欧洲药典专著。《英国药典》每年 8 月出版新版本并在次年 1 月 1 日生效。

《欧洲药典》为欧洲药品质量检测的唯一指导文献。所有药品和药用底物的生产厂家在欧洲范围内推销和使用的过程中,必须遵循《欧洲药典》的质量标准。《欧洲药典》由欧洲药品质量管理局(EDQM)负责出版和发行。1977 年出版第 1 版《欧洲药典》,最新的版本为第9版,于2017年1月1日生效。

第二节 药物剂型

根据药典规定或处方要求将药物配制成具有一定规格的药物制品,根据临床用药需求,将药物制成各种形状,采取不同的给药方式,使药物与机体接触或带入机体发挥疗效,药物制剂的形状就是剂型。临床治疗工作必须掌握药物剂型,才能更好地发挥药效。

药物剂型种类繁多,可按形态、给药途径和方法、药物分散系统以及剂型制法等进行分类。

一、常用剂型

(1)片剂。片剂是将药物加入辅料压制而成的片状制剂。多数用于口服,用药方便。根据特殊需要外表还可加一层包衣,制成肠溶片或糖衣片。肠溶片可减轻对胃黏膜的刺激或避免胃酸的破坏,如肠溶阿司匹林片等。此外还有植入片、含片及阴道用泡腾片等。

(2)丸剂。丸剂是指药物细粉或药材提取物中加适宜黏合剂或辅料制成的球形或类球形药剂,包括水丸、蜜丸、浓缩丸、糊丸等。蜜丸是我国最古老的传统剂型之一。丸剂作用缓和持久,剂量准确,但比片剂易变质。

(3)散剂。散剂是指一种或多种药物均匀混合制成的干燥粉状药剂。可内服或外用,在体内易分散,显效快,但剂量不易掌握。

(4)胶囊剂。胶囊剂是指将药物装于空硬胶囊或软胶囊(即胶丸)中制成的制剂。主要供内服。胶囊剂可遮掩药物的异味、保护药物等。

(5)颗粒剂。颗粒剂是指化学药物制成干燥颗粒装的内服制剂,如多种中草药的颗粒制剂。颗粒剂不仅保留了汤剂发挥药效较快的特点,又便于保存和运输。

(6)乳剂。乳剂是油脂或树脂质与水混合形成的乳状混悬液。

(7)洗剂。洗剂是一种混悬液,常含有不溶性药物,专供外用,如炉甘石洗剂。

(8)擦剂。擦剂是专供揉擦皮肤的液体制剂,有溶液型、混悬型、乳化型等,如松节油擦剂。

(9)滴眼剂。滴眼剂是指滴至眼内的无菌液体制剂,如氯霉素眼液、后马托品滴眼液。

(10)滴耳剂、滴鼻剂。滴耳剂、滴鼻剂是指供滴入耳、鼻的外用溶液,如酚甘油滴耳液、呋麻液等。

(11)软膏剂。软膏剂是指药物与适宜的基质混合均匀制成的具有适当稠度的膏状制剂。可以涂于皮肤及黏膜或创面,起到保护、润滑和局部治疗作用。专供眼科用的灭菌软膏称为眼膏,如红霉素眼膏。

(12)栓剂。栓剂是药物与适宜基质混合的专供塞入人体不同腔道使用的软体制剂。栓剂纳入人体腔道后能迅速软化或溶解,产生局部作用,或吸收产生全身作用。如甘油栓、小儿解热栓等。

（13）注射剂。注射剂俗称针剂，是指专供注入人体的一种灭菌制剂，有灭菌溶液、乳浊液、混悬液及粉末等类型。其特点是药效发挥迅速，作用可靠，剂量准确，无首关消除现象，生物利用度高，适用于不宜口服的患者，更适于抢救危重病症患者。

（14）溶液剂。溶液剂一般指仅含一种化学药物的澄明水溶液。可供口服或外用，吸收较好。如口服的 KCl 溶液。

（15）合剂。合剂一般指含两种或两种以上药物时仅供内服的液体方剂。如胃蛋白酶合剂、复方甘草合剂等。

（16）糖浆剂。糖浆剂是指含有药物、药材提取物或芳香物质的蔗糖近饱和水溶液。如小儿止咳糖浆、川贝止咳糖浆。

（17）煎剂。煎剂是指用水煎煮的生药煎出液。中草药常用此剂型。

（18）酊剂。酊剂是指药物用规定的乙醇浸出或溶解而制成的澄清液体制剂，可供内服或外用，如阿片酊、碘酊等。

（19）流浸膏剂。流浸膏剂是指用适宜的溶媒浸出药材的有效成分后，蒸去部分溶媒，调整浓度至规定的标准而制成的液体浸出制剂，如麦角流浸膏、甘草流浸膏等。

（20）气雾剂。气雾剂是指药物和抛射剂同装在耐压的密闭容器中，使用时打开阀门，药物借助抛射剂的压力喷出；可用于局部治疗，也可经呼吸道吸收而起全身治疗作用，如舒喘灵喷雾剂。

二、近年来发展的新剂型

1. 缓释剂型

缓释剂型可使药物缓慢释出。

（1）控释制剂：能使药物以近似恒速释放，不仅延长药效，且能减少血药浓度的波动。

（2）透皮给药剂型：皮肤给药，经皮肤吸收而起全身治疗作用。例如，将硝酸甘油制成贴膜剂，贴在前胸，药物透皮缓慢吸收。这类制剂作用持久，药物吸收不首先经肝脏而无首关消除现象。

（3）贮库剂型：有贮库注射剂，如普鲁卡因青霉素、鱼精蛋白锌胰岛素等，肌内或皮下注射后，从用药部位缓慢释药。还有植入给药剂型，为一类经手术植入皮下或经注射针头导入皮下的控释剂型，如甲地孕酮硅橡胶管植入剂。

2. 靶向剂型

靶向剂型是指将药物与载体结合或被载体包埋，形成可在体内定向于靶组织内释放的剂型。靶向的方法：机械靶向，如由磁效应将药物导向靶组织；生物物理靶，是依机体不同部位组织对不同大小微粒的阻留能力不同而制成的剂型；化学靶向，是指药物的释放与体内化学环境有关的剂型；生物靶向，是指药物与生物大分子结合，进入机体能选择性定向于靶组织的剂型，如将抗肿瘤药与某种肿瘤细胞的单克隆抗体结合，即可将抗肿瘤药导向肿瘤部位，不仅可以增加靶组织内的药物浓度、提高疗效，而且可以因减少靶组织以外的药物分布而减少不良反应;脂质制剂,将药物包裹在双分子脂质膜中制成,与细胞的亲和力高。

3.微型胶囊和微球

微型胶囊是指药物被高分子物质或共聚物包裹而成,大小以微米计的囊状颗粒,如甲地孕酮微囊。微球是指药物分散或被吸附在高分子聚合物基质中而形成的微粒,如丝裂霉素 C 微球。毫微囊是指将药作为囊心,包于高分子材料的包囊中而成的微囊,其直径为 10～100 nm。毫微球是指药物被分散或吸附于基质交联成的微球中,其直径小于 250 nm。

4.脂质体

脂质体是指将药物包封于类脂质双分子层形成的超微型球体内。如氨甲蝶呤脂质体。

5.前体药物

前体药物是指将有活性的原药进行化学修饰而成的不显活性的衍生物。前体药物进入机体后,经生物转化成为有活性的原药。例如,吲哚美辛修饰成前体药物,可减轻对胃的不良刺激。

第三节　处方学

一、处方的意义

处方是指由注册的执业医师和执业助理医师(以下简称医师)在诊疗活动中为患者开具的,由取得药学专业技术职务任职资格的药学专业技术人员(以下简称药师)审核、调配、核对,并作为患者用药凭证的医疗文书。处方包括医疗机构病区用药医嘱单。处方是医师和药师共同对患者负责的一项重要的书面文件。处方选药、配药及用法是否正确,直接关系到患者健康的恢复和生命的安全,所以医务人员必须以对人民高度负责的精神和严肃认真的态度对待处方。凡由于开写处方或配制、发药的差错而造成的医疗事故,处方便是重要证据之一,借以帮助确定医师或药师应负的法律责任。为了正确书写处方,医师不仅应具有丰富的临床医疗知识,而且要熟悉药物的药理作用、不良反应、剂量、用法、配伍以及制剂学的知识。医师开具处方和药师调剂处方应当遵循安全、有效、经济的原则。处方药应当凭医师处方销售、调剂和使用。

二、处方的格式

根据原卫生部 2007 年 5 月 1 日开始实施的《处方管理办法》,处方格式由省、自治区、直辖市卫生行政部门统一制定,处方由医疗机构按照规定的标准和格式印制。不同类别的处方颜色不同:普通处方的印刷用纸为白色;急诊处方印刷用纸为淡黄色,右上角标注“急诊”;儿科处方印刷用纸为淡绿色,右上角标注“儿科”;麻醉药品和第一类精神药品处方印刷用纸为淡红色,右上角标注“麻、精一”;第二类精神药品处方印刷用纸为白色,右上角标注“精二”。

处方内容:

(1)前记:包括医疗机构名称,费别,患者姓名、性别、年龄、门诊或住院病历号,科别或病区和床位号,临床诊断,开具日期,等等。可添列特殊要求的项目。如麻醉药品和第一类精神药品处方还应当包括患者身份证明编号、代办人姓名及身份证明编号。

(2)正文:以 Rp 或 R(拉丁文 Recipe"请取"的缩写)标示,分列药品名称、剂型、规格、数量、用法用量。

(3)后记:医师签名或者加盖专用签章,药品金额以及审核、调配,核对、发药药师签名或者加盖专用签章。

三、处方书写规则

(1)患者一般情况、临床诊断填写清晰、完整,并与病历记载相一致。

(2)每张处方限于一名患者的用药。

(3)字迹清楚,不得涂改;如需修改,应当在修改处签名并注明修改日期。

(4)西药和中成药可以分别开具处方,也可以开具一张处方。中药饮片应当单独开具处方。

(5)患者年龄应当填写实足年龄,新生儿、婴幼儿写日、月龄,必要时要注明体重。

(6)开具西药、中成药处方,每一种药品应当另起一行,每张处方不得超过 5 种药品。

(7)中药饮片处方的书写,一般应当按照"君、臣、佐、使"的顺序排列;调剂、煎煮的特殊要求注明在药品右上方,并加括号,如布包、先煎、后下等;对饮片的产地、炮制有特殊要求的,应当在药品名称之前写明。

(8)药品名称应当使用规范的中文名称书写,没有中文名称的可以使用规范的英文名称书写。医师开具处方应当使用经药品监督管理部门批准并公布的药品通用名称、新活性化合物的专利药品名称和复方制剂药品名称,医疗机构或者医师、药师不得自行编制药品缩写名称或者使用代号。书写药品名称、剂量、规格、用法、用量要准确规范,药品用法可用规范的中文、英文、拉丁文或者缩写体书写,但不得使用"遵医嘱""自用"等含糊不清的字句。

(9)药品用法用量应当按照药品说明书规定的常规用法用量使用,特殊情况需要超剂量使用时,应当注明原因并再次签名。处方一般不得超过 7 日用量;急诊处方一般不得超过 3 日用量;对于某些慢性病、老年病或特殊情况,处方用量可适当延长,但医师应当注明理由。麻醉药品、第一类精神药品注射剂处方为一次用量,其他剂型处方不得超过 3 日用量,控缓释制剂处方不得超过 7 日用量。对于需要特别加强管制的麻醉药品,盐酸二氢埃托啡处方为一次用量,药品仅限于二级以上医院内使用;盐酸哌替啶处方为一次用量,药品仅限于医疗机构内。为住院患者开具的麻醉药品和第一类精神药品处方应当逐日开具,每张处方为 1 日常用量。第二类精神药品处方一般不得超过 7 日用量。对于某些特殊情况,处方用量可适当延长,但医师应当注明理由。为癌痛及慢性中、重度非癌痛患者开具的麻醉药品、第一类精神药品注射剂处方不得超过 3 日用量;哌甲酯用于治疗儿童多动症时,每张处方不得超过 15 日常用量。使用医疗用毒性药品、放射性药品的处方用量应当严格按照国家有关规定执行。

(10)药品剂量与数量用阿拉伯数字书写。剂量应当使用法定剂量单位：重量以克(g)、毫克(mg)、微克(μg)、纳克(ng)为单位；容量以升(L)、毫升(mL)为单位；国际单位(IU)、单位(U)；中药饮片以克(g)为单位。片剂、丸剂、胶囊剂、颗粒剂分别以片、丸、粒、袋为单位；溶液剂以支、瓶为单位；软膏及乳膏剂以支、盒为单位；注射剂以支、瓶为单位，应当注明含量；中药饮片以剂为单位。

(11)开具处方后的空白处画一斜线以示处方完毕。处方开具当日有效。特殊情况下需延长有效期的，由开具处方的医师注明有效期限，但有效期最长不得超过 3 d。

(12)注册的执业医师在注册的医疗机构签名留样或者专用签章备案后，方有处方权。医疗机构应当按照有关规定，对本机构执业医师和药师进行麻醉药品和精神药品使用知识和规范化管理的培训。执业医师经考核合格后取得麻醉药品和第一类精神药品的处方权，药师经考核合格后取得麻醉药品和第一类精神药品调剂资格。处方医师的签名式样和专用签章应当与院内药学部门留样备查的式样相一致，不得任意改动，否则应当重新登记留样备案。

(13)医师利用计算机开具、传递普通处方时，应当同时打印出纸质处方，其格式与手写处方一致。打印的纸质处方经签名或者加盖签章后有效。药师核发药品时，应当核对打印的纸质处方，无误后发给药品，并将打印的纸质处方与计算机传递处方同时收存备查。

(14)处方由调剂处方药品的医疗机构妥善保存。普通处方、急诊处方、儿科处方保存期限为 1 年，医疗用毒性药品、第二类精神药品处方保存期限为 2 年，麻醉药品和第一类精神药品处方保存期限为 3 年。

处方中常见的外文缩写见表 8-3-1。

表 8-3-1　处方中常见外文简缩字表

分类	缩写	中文意义
剂量单位	U (unit)	单位
	IU (international unit)	国际单位
	g (gram)	克
	μg (microgram)	微克
	mg (milligram)	毫克
	mL (milliliter)	毫升
给药途径	i. m. (intramuscular)	肌内注射
	i. v. (intravenously)	静脉注射
	p. o. (peros)	经口，口服
	p. r. (per rectum)	经直肠、直肠给药
	s. c. (subcutaneous)	皮下注射

给药次数和时间	q. d.（quaque die）	一日一次
	b. i. d（bis in die）	一日两次
	t. i. d（ter in die）	一日三次
	q. i. d（quaque in die）	一日四次
	q. o. d（quaque die）	隔日一次
	q. 4 h（quaque quarta hora）	每四小时一次
	q. m.（quaque mane）	每天早晨
	q. n.（quaque nocte）	每天晚上
	h. s.（hora somni）	睡前
	a. c.（ante cibum）	饭前
	p. c.（post cibum）	饭后
	st.（statim）	立即
其他	aa（ana）	各
	add（additur）	加至
	aq. des.（aqua destillata）	蒸馏水
	Co.（compositum. —us. —a）	复方
	etc.（et cetera）	其他,等等,和
	No（numero）	数,值,号码
药物制剂	Amp.	安瓿剂
	Caps.	胶囊剂
	Emul.	乳剂
	Extr.	浸膏
	Inj.	注射剂
	Lot.	洗剂
	Loz.	喉片
	Mist.（Mixt）	合剂
	Ocul.	眼膏剂
	Oil.	油剂
	Past.	糊剂
	Sol.	溶液剂
	Syr.	糖浆剂
	Tab.	片剂
	Tr.	酊剂
	Ung.	软膏剂